KB261565

KB261565

건강과 풍수

잘되는 집안은 현관부터 다르다

건강과 풍수

잘되는 집안은 현관부터 다르다

고바야시 사치아키 지음 진준희 옮김

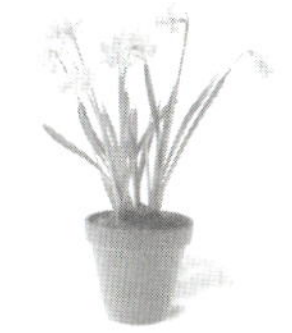

아카데미북

"당신은 바쁜데도 어떻게 항상 건강하고, 웃는 얼굴을 하고 있습니까?"

누군가를 새로 만나게 되면 꼭 받는 질문이다.

왜 그럴까?

사실 나는 건강에는 그다지 크게 신경을 쓰지 않는다. 그렇다고 건강에 관한 지식이 많은 것도 아니다. 다만 약은 매우 좋아해서, 주위 사람이 좋다고 추천해 준 약은 양약이든 한약이든 가리지 않고 먹는다. 의학을 전문으로 하는 사람은 이해할 수 없겠지만, 지금까지 아프지 않고 건강하게 활동해 온 걸 보면 나만의 방법도 나쁘지는 않은 것 같다.

나는 언제 어디서나 즐거움을 찾아내려고 한다. 아주 가까운 데 있거나 조그마한 일이라도 상관없다. 즐거운 일이 잘 생각나지 않으면 옆 사람에게 물어보기까지 한다.

또 나는 다른 사람이 좋다고 추천한 일은 무엇이든지 해 본다. '햇빛이 건강에 좋다' 는 말을 들으면 얼굴에 기미가 생기는 것도 신경 쓰지 않고 베란다에 나와서 태양을 정면으로 바라보며 점심을 먹는다. 발바닥을 주무르는 것이 몸에 좋다고 들으면, 당장 지압봉을 구입해서 발바닥 곳곳을 세게 눌러 준다.

'머리의 표피를 주무르면 머리카락에도 좋고 뇌의 활성을 돕는다' 고 들으면 머리를 지압하는 롤러를 사서 열심히 마사지한다. "아파, 아파…" 하고 수선을 떨면서 말이다.

전국적으로 이름이 알려진 탓에 어디를 가더라도 "이것 좀 먹어 보세요." 하고 보약을 권하는 사람이 많다. 그 종류가 하도 많아서 어떤 때는 약을 먹는 일이 마치 식사라도 하는 것처럼 보일 정도다. 하지만 나는 매일 아침 직원들이 건네주는 한약을 묵묵히 받아먹는다. 그 가운데 어떤 것이 정말 효과가 있는지는 모르지만, 꽤 힘든 일을 하면서도 건강한 이유는 사람들이 준 약 때문이라고 생각한다. 게다가 나는 스스로를 아주 많이 칭찬한다. "역시 당신은 위대해요!" 라고.

이 세상 어느 누구라도 자기를 가장 좋아하는 것은 자기 자신이다. 또 진정으로 고생하고 있다는 것을 알아주는 것도 자기 자신뿐이다. 그러니 여러분도 자기 자신을 스스로 많이 칭찬해 주길 바란다.

또한 나는 칭찬에 따른 상도 잊지 않는다. 열심히 일한 날에는 가까운 음식점에 가서 맛있는 음식에 가벼운 술 한 병 정도를 곁들여 즐겁게 저녁을 먹는다.

건강을 지키기 위해서는 기분 전환이 필수다. 그래서 가끔 향수를 살짝 뿌리기도 한다. 때로는 너무 많이 뿌려 오히려 분위기를 망치는 경우도 있지만.

본래 향기는 기분을 전환해 주는 작용을 한다. 만약 향수를 가지고 있지 않다면 창문을 열고 바람을 쐬는 것으로도 충분하다.

또 나는 새 물건을 좋아한다. 휴대폰 붐이 일었을 때는 새로운 기종이 나올 때마다 바꾸고 싶어서 몸이 근질근질해지곤 했다. 최근에는 그 대상이 컴퓨터로 바뀌어서, 컴퓨터로 소설을 쓰거나 메일을 보내는 일에 푹 빠져 있다.

집의 서재에서 작업할 때마다 항상 빨리 자라고 채근하는 아내의 잔소리도 싫지 않다. 그 속에 애정과 격려가 가득 들어 있다는 것을 알기 때문이다.

또 나는 운동을 즐긴다. 직업상 운동하는 시간을 따로 내지는 못하므로 생활 속에서 즐길 수 있는 운동을 찾아서 몰두한다. 예를 들어 계단을 오르내리는 것도 나에게는 훌륭한 운동이다. 나는 반드시 계단을 통해 침실에 가고, 그 윗계단을 올라 서재로 간다. 사실 가족 가운데 내가 계단을 오르내리는 횟수가 가장 많은 이유는 건망증이 심하기 때문이다. 계단을 내려가다가 "아차! 그걸 잃어버렸네" 하고는 서재로 돌아가는 일을 몇 번이나 반복하다 보면 결국 일을 시작하기 전에 5분 정도는 계단을 왕복하게 된다. 이것도 나의 건강 비결이라면 비결일 수 있다.

게다가 나는 모든 것에게 말을 거는 버릇이 있다. 화단 한구석에서 새싹을 내민 이름 모를 풀에게, 예쁘게 피어난 꽃에게, 키가 크고 잎이 무성한 나무에게, 물론 작고 귀여운 강아지에게도. 세상에 존재하는 작은 것들에게 말을 걸고 그들의 기운을 느끼는 것에서도 감동을 얻는다.

　무엇보다도 나는 집 안의 욕실과 현관의 청결에 유난히 관심을 쏟는다. 그곳은 액(厄 : 모질고 사나운 운수. 이 책에서는 전반적으로 좋지 않은 영향을 주는 '나쁜 기운'의 뜻으로 쓰임 - 역자 주)을 없애는 공간이기 때문이다. 가족이 청소를 하지만, 나 스스로도 현관 바닥을 닦아 내고, 목욕하는 틈틈이 욕실 바닥을 솔로 싹싹 문질러 청소한다.

　21세기의 최대 테마는 '건강'이다. 흔히 '건강' 하면 신체의 건강만 생각하기 쉽지만, 마음의 건강도 매우 중요하다. 마음의 건강은 몸의 건강과 직결된다. 건강한 몸은 '행운을 넣는 수납장'이 되는 셈이다. 의학적으로 꼼꼼히 살펴본다면 나의 몸에도 좋지 않은 부분이 있을 수 있겠지만, 마음은 무척 건강하다. 계속해서 새로운 꿈을 꾸고, 새로운 일을 생각해 내서 다른 사람들과 어울려 하는 일을 하기 때문이다.

　여러분은 머리와 몸 사이에 마음이 존재한다는 것을 알고 있는가? 머리, 마음(魂), 육체 그리고 환경(身) 이 4가지의 균형이야말로 사람이 살아가는 데 가장 중요한 것이다. 환경과 마음이 음(陰), 머리와 육체는 양(陽)인데, 이러한 음양의 균형을 정리함으로써 마음과 몸이 건재할 수 있다.

　음양의 균형을 맞추기 위해서는 자연 환경이 필요하다. 즉 환경개운학(環境開運學)에 있는 풍수(風水)가 포인트가 된다. 이 책은 바로 그 음양의 균형을 이루는 법을 설명하고 있다.

　먼저 마음이 건강하게 되기 위한 풍수를 실천하고, 병에 걸렸을 때는 어떻게 하면 좋아지는지를 배워서, 병이 걸리기 전에 예방하고 건강을 지켜나가는 생활 습관을 익혀야 한다.

　그동안 내가 연구하고 주창해 온 풍수 관련 이론이 많은 분들에게 알려졌다.

단순히 운명(또는 행운)과 관계된 풍수 인테리어만 논한 것이 아니라 건강과 자녀 양육 문제, 일 등 모든 부분을 골고루 다루었기 때문이다.

이 책에는 그동안 많은 분들이 실천하고, 효과가 입증된 건강 풍수를 수록해 놓았다. 지금까지 '건강'과 '풍수'를 이처럼 꼼꼼하게 다룬 책은 없었다.

21세기에는 '건강, 현금, 정보' 이 3개의 단어가 테마가 된다. 건강하지 않으면 아무리 좋은 환경에서도 운을 활용할 수 없다.

- 건강한 몸은 행운의 그릇
- 건강한 주거 환경은 건강한 사람을 만든다
- 환경을 중요하게 생각하는 것은 건강을 지키는 비결
- 불운과 불행과 병을 예방하면 반드시 행복하게 된다

이러한 사실을 확실하게 새겨 두어서, 건강하고 행복한 결실을 얻으시기 바란다. 이 책이 많은 분들에게 도움이 되기를 바란다.

차례

2 건강풍수 기본편

8방위가 지배하는 건강 파워—집은 사람의 거울 사람은 집의 거울

3 건강풍수 실천편
마음과 몸의 고민을 해결하는 풍수술

4 건강풍수 특별 제안

건강을 지키고 되찾는 침실 건강 풍수

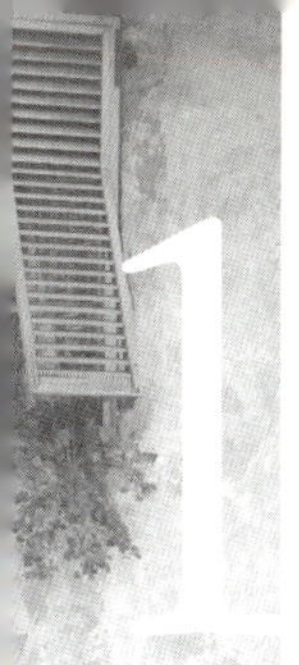

환경을 잘 정리하면

행복이 따라온다

건강의 비결은 일과 인간 관계
모두 소중하게 여기는 것

'사람'은 상대방이 있음으로써 활력을 얻는 존재다. 다른 사람과의 관계가 있기 때문에 자기 자신이 존재하는 것이다. 그러므로 상대방의 수준이 나보다 높거나 낮다는 평가를 내리지 말고 어느 누구를 만나더라도 똑같은 눈 높이로 대하도록 한다.

우리를 둘러싸고 있는 환경을 잘 정돈하면 언제 어디서라도 행복하게 된다.

나는 풍수에 대한 책이나 무크지(비정기 간행물)를 쓰는 틈틈이 잡지사 취재에 응하고 TV와 라디오 방송에 출연한다. 더욱이 세미나 강사로서 일본 전역은 물론 해외까지 활동하며 1년 내내 바쁘게 뛰어다니고 있다. 때로는 스케줄이 겹쳐져서 일반적으로는 며칠씩 걸릴 출장도 하루 만에 해치우고 서둘러 돌아온 적도 많다. 동경에서 출발하여 북해도, 또는 큐슈까지 하루에 돌아오는 것도 그리 드문 일이 아니다.

나의 수첩에는 항상 그날그날의 스케줄이 빽빽하게 적혀 있어서 일하는 시간 외에 따로 시간을 빼기란 거의 불가능하다. 그러나 아무리 바쁜 일로 이동하는 중이라도 아는 분에게 식사 초대를 받으면 거절하지 않는다. 또 나 스스로 '보고 싶은 사람이 떠오르면 먼저 전화를 걸어서 저녁 식사 약속을 잡기도 한다. 동년배의 어떤 사람보다도 바쁘게 회사 일과 사생활을 밤늦게까지 하고 있으니 다른 사람의 눈에는 내 생활이 매우 불규칙하게 비칠 것이다.

풍수에서는 일찍 자고 일찍 일어나는 것을 무엇보다도 중요하게 여긴다. "행복해지려면 늦어도 밤 11시까지는 잠자리에 들어라."라는 격언까지 있을 정도다. 그런데 이러한 풍수의 기본 원칙을 많은 사람에게 권유하면서도 정작 나 자신은 좀처럼 지키지 못하고 있다. 다만 일찍 일어나는 것만은 반드시 지키기 때문에, 나의 생활은 '늦게 자고 일찍 일어나는 것'이라고 할 수 있다.

그런데 지금까지 살아 오면서 나는 무리하고 있다거나 괴롭고 피곤하다고 느껴 본 적이 없다. 늦게까지 사람들을 만나는 것을 일의 연장이라고 생각하지 않고, 만남 그 자체를 즐긴다.

만약 여러분에게 누군가의 초대장이 왔다면, 시간이 없다든지 피곤하다는 등의 이유로 거절하지 말기를 바란다. 모임이나 초대를 거절하는 것은 당신을 찾아오는 행운을 버리는 일이 되기 때문이다.

인간 관계는 매우 중요하다. 최선을 다해서 일을 하는 과정 — 회사의 업무, 가사 노동, 육아 등등 — 이나 취미 생활을 통해 많은 사람을 만나면서 새로운 발상(發想)이 탄생하고 사람과의 인연이 넓어지며 그로 인해 새로운 자신을 발견하게 된다. '사람'은 상대방이 있음으로써 활력을 얻는 존재다. 다른 사람과의 관계가 있기 때문에 자기 자신이 존재하는 것이다. 그러므로 상대방의 수준이 나보다 높거나 낮다는 평가를 내리지 말고 어느 누구를 만나더라도 똑같은 눈 높이로 대하도록 한다.

자, 나는 이렇게 일도 인간 관계도 소중하게 생각하며 매일 1분 1초를 다투며 바쁘게 활동하고 있다. 사람들은 나를 보고 의아한 얼굴로 묻는다.

"선생님은 매일같이 바쁜데 어떻게 그렇게 항상 건강하십니까?"

그렇다. 나는 항상 바쁘게 움직여 왔어도 지금까지 기력이나 체력에 한계를 느껴 본 일이 없다. 언제나 워밍업을 막 끝낸 직후의 엔진과 같은 상태로 신명나게 일하고 있다. 그렇다고 체력 보강을 위해 특별히 운동을 하는 것도 아니다. 언제나 먹고 싶은 음식은 참지 않고 그때그때 먹고, 수면 시간도 4~5시간 정도로 유지하며 항상 원기 왕성하게 지내고 있다.

어렸을 적에 역술인에게서 점을 본 적이 있다. 그때 역술인이 내가 가지고 태어난 운기(運氣 : 인간의 힘을 초월한 천운과 기. 운수)는 그저 보통 사람 수준이라고 했던 기억이 난다. 남들은 나를 보고 어떤 초인적인 힘과 끈기를 타고 났다고 생각하는데 그렇지는 않다. 지금까지 어느 누구보다도 건강하고 웃는 얼굴로 지내올 수 있었던 것은 나만의 용기와 노력이 있었기 때문이다.

스트레스가 병을 부른다

최근 중·고생의 등교 거부, 젊은 여성들의 거식증 그리고 중·장년 남성의 우울증이 점점 늘어나는 추세다. 이는 지금도 그렇지만 앞으로는 더욱더 큰 사회적 문제가 될 것이라고 한다.

항상 건강하고 아무 문제가 없이 열심히 사는 것처럼 보이는 주부층에서조차 불안신경증이나 자율신경실조증 등 '마음'에서 생기는 병이 크게 늘어나고 있다고 한다. 경제적인 측면에서나 인간관계의 측면에서나 똑같이 스트레스가 많은 시대이므로 우리의 '마음'은 훨씬 상처받기 쉬운지도 모른다.

돌이켜 보면, 우리들을 둘러 싼 의(依), 식(食), 주(住), 유(遊), 심(心)의 '환경'은 매우 많이 변했다. 식사 환경 하나만 보아도 그렇다. 우리가 어렸을 때의 식사는 어머니나 할머니가 손수 만들어 주신 음식이 대부분이었다. 그런데 지금은 어떤가? 개인적으로는 편의점에서 간단하게 끼니를 때우는 일이 많고, 온가족이 모이는 경우에는 당연한 듯이 외식을 즐긴다. 아이들은 햄버거나 피자 등 영양의 불균형을 초래하는 인스턴트 음식을 유난히 좋아한다. 요즘 청소년들의 성격이 급하고 거친 이유는 패스트푸드와 과자를 즐겨 먹어, 체내에 칼슘과 비타민, 미네랄이 부족하기 때문이다.

주거 환경도 많이 달라졌다. 흙으로 이루어졌던 도로에는 공기가 통하지 않는 아스팔트를 깔고, 큰 숲이 있던 자리에는 대규모 아파트 단지를 건설하는 등 우리 주변에서 점점 자연이 사라지고 있다. 밖에서 마음껏 뛰어 놀아야 할 아이들이 온종일 방에서 꼼짝하지 않고 TV를 보거나 컴퓨터 게임에 열중하고 있다. 이렇게 닫힌 환경은 아이들 사이에서 자연스럽게 형성되어야 할 협동심을 결여시키고, 장래의 인간 관계에도 심각한 문제를 초래한다.

어른도 사는 것이 힘들기는 마찬가지다. 심각한 경제 위기를 넘기면서 평생 직장의 개념이 사라져 버린 지금, '실력과 운'으로만 버틸 수 있는 현실은 긴장과 스트레스를 끊임없이 안겨 준다. 얼굴은 일시적으로 평정을 가장할 수 있지만, 마음 속에는 초조와 불안이 계속 쌓여 건강까지 해치게 된다.

지금 우리의 환경은 예전보다 몇 배나 더 냉엄해졌다. 남녀노소 가릴 것 없이 마음에 부담을 잔뜩 지니고 어떻게든 열심히 살아야만 하는 현실이다.

'좋은 환경' 그리고 '머리 · 마음 · 몸'의 균형이 중요하다

사람에 따라서는 '환경'이 신앙일 수도, 신(神)일 수도 있다. 어느 쪽이 되든지 '환경'은 상처받기 쉬운 마음을 든든하게 받쳐 주는 정신적인 기둥이 된다.

마음은 머리와 몸을 이어 주는 접착제 역할을 한다. 머리와 몸의 중간 지점에서 균형을 맞춰 주는 곳이다.

머리는 '지식 · 교양 · 지혜' 라는 단어와 바꿔 말할 수 있다.

머리는 언제나 몸을 조절하고 싶어 한다. 하지만 몸은 머리가 시키는 대로 따를 이유가 없다. 즉 몸도 자신의 본능대로 행동하고 싶은 것이다. 머리와 몸이 따로따로 움직이고자 할 때, 양쪽의 균형을 맞추는 것이 바로 마음이다. 머리와 몸이 균형을 이룬 중간 지점에 마음이 자리잡고 있다면 스트레스는 쌓이지 않겠지만, 어느 한쪽에 치우쳐 있다면 균형을 잡기가 힘들어 스트레스가 생기게 된다.

예를 들어 몸은 아주 피곤한데 머리를 많이 써야 할 때가 있다. 이럴 때 머리는 몸에게 좀더 빨리 움직이라고 무리하게 강요한다. 이 사이에서 머리와 몸의 균형을 맞추려는 마음이 지쳐 버리게 되고, 이로 인해 스트레스가 누적되면 불면증 등의 증상이 나타나는 것이다.

이와는 반대로, 머리는 움직이고 싶지 않은데 눈과 귀 즉 몸은 움직이고 싶을 때가 있다. 이런 상태가 계속되면 머리는 피곤해져서 움직일 마음이 없어지고, 아무리 충분한 수면을 취했다고 해도 집중력이 떨어진다. 서로 자기 마음대로 움직이려는 머리와 몸 사이를, "뭐 이 정도면 괜찮지 않니? 이 정도에서 타협하자." 하고 주선하는 역할을 마음이 하기 때문에 마음은 쉽게 피곤하게 된다.

음양의 조화를 중요하게 여기는 풍수에서는 머리와 몸을 '양(陽)', 마음을 '음(陰)'으로 본다. 그런데 양은 2개인데 음이 1개면 균형이 잡히지 않으므로 눈에 보이지 않는 음이 1개 더 필요하다 것이다. 바로 그 1개가 '환경'이다. 사람에 따라서는 '환경'이 신앙일 수도, 신(神)일 수도 있다. 어느 쪽이 되든지 '환경'은 상처받기 쉬운 마음을 든든하게 받쳐 주는 정신적인 기둥이 된다.

머리는 '좋은 환경'에 있을 때 회전도 빨라지고 그 능력을 최대한 발휘할 수 있다. 즉 풍수의 원칙을 잘 따른 환경이 필요하다. 머리가 그때그때 맞부닥뜨리는 상황에서 가장 적절한 대답을 하게 되면 몸도 자연히 좋은 상태로 유지하게 될 테니까 말이다. 건강을 지키기 위해서는 먼저 '환경'을 잘 정돈하고, 그 다음에 '머리·마음·몸'의 균형을 지켜야 한다.

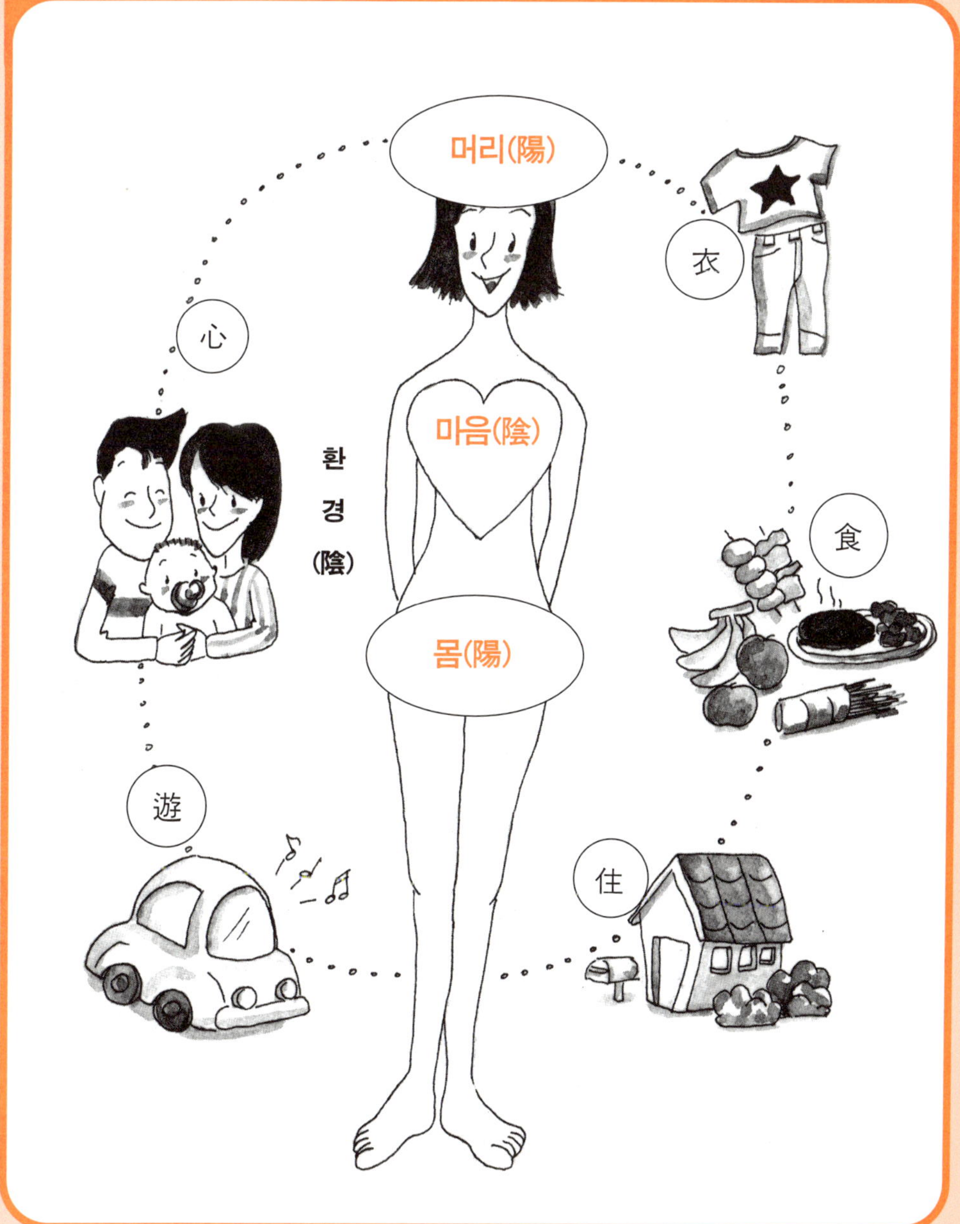
머리(陽)
心
衣
마음(陰)
환
경
(陰)
食
몸(陽)
遊
住

'의·식·주·유·심'의 비결

색(色)은 타인에게 주는 인상을 결정한다. 또 색이 들어간 옷을 입은 사람의 잠재 의식에도 큰 영향을 미친다.

건강을 지키기 위해서는 풍수의 5개 기둥인 '의(依)·식(食)·주(住)·유(遊)·심(心)' 환경을 정리하는 일이 중요하다.

먼저 '의'에 대해 살펴 보자. 나의 경우에는 옷이 잘 어울리고 안 어울리고를 떠나 운을 최우선해서 그날 입을 옷을 결정한다. 예를 들어 몸이 조금 피곤한 날에는 '부활'의 힘이 있는 녹색의 옷을 입고, 적극적으로 일을 해야 하는 날에는 빨간색 타이에 금색의 손수건을 준비한다.

색(色)은 타인에게 주는 인상을 결정한다. 또 색이 들어간 옷을 입은 사람의 잠재 의식에도 큰 영향을 미친다. 언젠가 한번은 가슴 부위에 미키마우스 그림이 새겨진 셔츠를 입고 출근했더니 사무실 직원이 먼저 "선생님, 오늘은 동쪽으로부터 오는 건강 파워를 흡수하고 계시네요." 하고 인사를 건네는 것이 아닌가? 미국에서 태어난 미키마우스는 동쪽과 궁합이 맞기 때문에 동쪽으로부터 오는 건강 파워를 충분히 흡수할 수 있다. 동쪽의 파워는 의욕을 불러 일으키는 작용을 하므로 미키마우스가 그려진 옷을 입은 날은 하루 종일 활력이 넘치게 된다. 어떤가? 이제부터는 아침마다 옷을 골라 입는 일이 즐거워질 것 같지 않은가?

속옷이나 양말 등 직접 피부에 닿는 물건은 운기에 큰 영향을 미친다. 그러므로 속옷이나 양말을 살 때는 다른 어떤 옷을 고를 때보다 더 신중하게 골라야 한다. 좋은 면을 사용했는지, 바느질은 잘되어 있는지를 확인하고, 무엇보다도 태양의 파워를 충분히 흡수한, 깨끗한 천연 제품으로 고르도록 한다.

또한 속옷은 사이즈가 중요하다. 특히 여성의 경우, 무리하게 몸을 조이는 속옷을 입으면 혈액 순환이 방해를 받아 건강이 나빠지므로 자신의 신체에 꼭 맞는 옷을 고르도록 한다.

나는 음식을 유난히 즐기는 식도락가지만 일상생활에서는 우동과 소바(우동 국물에 메밀국수를 넣은 음식) 같은 검소한 음식을 즐겨 먹는다. 스파게티도 매우 좋아한다. 지난번에는 우연히 맛있는 가게를 발견하고는 매일처럼 들러서 오로지 한 가지 메뉴만 먹은 일이 있다. 오죽하면 가게 주인이 염려할 정도였다. "선생님은 질리지도 않으세요?" 하고.

나는 어떤 음식이 맛있게 느껴지면 몇 번이라도 망설이지 않고 먹는다. 내 몸이 그 음식을 원하기 때문이다. 집에 있을 때 배가 고파지면 아내에게 우동을 만들어 달라고 한다. 그 위에 건강운이 좋은 시금치 같은 푸른 채소와 새우 튀김을 듬뿍 얹어 맛있게 먹는다. 뜨끈뜨끈한 우동 국물을 후루룩 들이마실 때의 그 행복함이란……. 요리에 얹는 부재료가 무엇인가에 따라서도 인간 관계운, 건강운, 금전운, 재능운 등이 달라진다.

나는 식사할 때, 항상 동쪽을 향해 앉는 것을 원칙으로 한다. 동쪽은 '건강'의 방위이기 때문에 밥과 함께 건강 파워가 몸에 들어오게 된다. '동쪽에서 먹고 서쪽에서 자라.' 는 격언을 반드시 기억하라.

식사할 때 또 하나의 원칙은 혼자 먹지 않는 것이다. 누군가와 함께 대화를 하면서 먹으면, 자연스럽게 음식을 씹는 횟수가 늘어나 소화에 큰 도움이 된다. 만일 혼자서 식사해야 하는 경우라면, 여러 번 씹어 먹는 습관을 가지도록 한다.

피로를 푸는 데는 신 맛이 매우 효과적이다. 나는 원래 신 것을 좋아하지 않지만, 친구가 선물한 절인 매실을 하루에 3개씩 꼭 먹는다. 매실과 함께 '피로를 푸는 물' 도 마시고 있는데, 이 물을 만드는 방법은 의외로 간단하다. 1리터짜리 페트 병에 생수를 담은 뒤 시중에서 쉽게 구할 수 있는 구연산을 타면 된다. 신맛이 꽤 강하지만 가지고 다니면서 피곤할 때마다 한 모금씩 마시면 맛도 있고 효과도 좋다. 이 물은 체중 조절 효과도 있다. 매일 1~2리터씩 마시면 한 달에 8킬로그램까지 빠지기도 한다. 만약 독자 여러분 가운데 급히 체중 조절을 해야 하는 경우가 생긴다면 한번 시도해 보시라(단 위장 기능이 약한 사람은 속이 쓰린 증상을 느낄 수도 있으므로 주의한다).

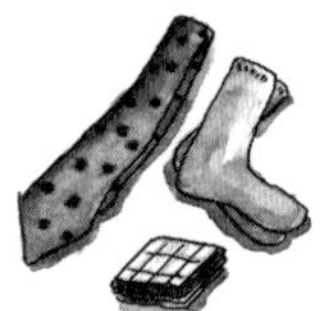

물 다루는 곳은 반드시 청결을 유지한다

풍수에서는, "사람이 건강한지 그렇지 않은지는 그 집을 보면 안다."고 말한다. 실제로 병에 걸린 사람의 집을 살펴 보면, 욕실이나 화장실 등에 문제가 많다.

'살고 있는 집은 사람이 몸에 걸치는 가장 큰 의복'이라는 말이 있다. 사람의 운은 주거 환경에 크게 좌우된다. 방 배치가 잘되어 있고 깨끗하게 손질되어 있는 길상(吉相 : 복을 많이 받을 아주 좋은 상격(相格)의 집이라면 마음과 몸도 모두 건강하게 지낼 수 있다. 그러나 방 배치가 나쁘고 집도 깨끗하지 않게 하고 산다면 흉상(凶相)이 된다. 이런 집에 살게 되면 마음이나 몸, 또는 마음과 몸이 함께 피해를 받게 되어 원하지 않았던 인생을 살게 될 확률이 높아진다.

풍수에서는 "사람이 건강한지 그렇지 않은지는 그 집의 물 다루는 곳(水場 : 욕실, 화장실 등 물을 많이 사용하고 또 물이 항상 존재하는 곳)을 보면 안다."고 말한다. 실제로 병에 걸린 사람의 집을 살펴 보면, 욕실이나 화장실 등에 문제가 많다. 대부분 창문이 없거나, 책과 잡지를 지저분하게 방치해 두었고, 그 밖의 공간도 깨끗하지 않다. 수장은 액을 씻어 버리는 공간이므로 건강하게 살고 싶다면 매일매일 청소하여 액을 막아야 한다.

자! 그러면 건강하게 사는 사람의 집에 있는 욕실과 화장실은 어떨까? 우리 집을 예로 들어 보면, 욕실과 화장실은 언제 손님이 들이닥쳐도 부끄럽지 않을 정도로 깨끗하다. 집의 중심 부분에 가까운 화장실에는 금색의 소품과, 기(氣)를 맑게 정화시켜 주는 라벤더 색의 수건을 놓았고, 벽에는 직접 그린 꽃그림을 걸었다. 이 꽃그림은 기를 북돋워 준다. 욕실과 화장실은 가족이 하루에도 몇 번씩 드나드는 장소이므로 가능하면 밝고 깨끗하게 해야 한다.

또 욕실은 하루의 피로를 푸는 곳이므로 목욕 시간이 즐거워지도록 색색의 수건과 향이 좋은 비누를 사용한다. 그리고 물의 색깔을 예쁘게 만드는 입욕제나 행운을 부르는 색의 칫솔 등을 준비해 놓고, 목욕하는 일을 즐긴다.

발가락과 발바닥이 깨끗하면 건강운이 좋아진다. 우리가 밟고 다니는 대지의 파워는 발바닥으로부터 흡수되기 때문에 발이 지저분하면 효과가 훨씬 줄어든다. 행복의 파워를 효율적으로 흡수하고 싶다면 먼저 발바닥을 점검해 보자. 발뒤꿈치며 발톱 상태가 어떠한가?

또 하나 방치해서는 안 되는 것이 손이다. 손과 발은 행운을 흡수하는 창구다. 특히 여성이라면 항상 깨끗하게 해 두도록 한다. 행운은 손이 깨끗한 여성을 좋아한다. 손등이 거칠고 손톱이 지저분하다면 생활에 여유가 없고, 교양과도 무관한 사람처럼 보인다. 손은 자기 자신이 보는 것보다 몇 배 더 다른 이의 눈에 잘 띄는 부분이다. 정성을 들여 마사지해 주고, 손톱을 예쁘게 다듬어 주도록 하자. 백화점 쇼핑 시 손톱을 다듬어 주는 전용 숍 홍보 행사를 이용하는 것도 한 가지 요령이다.

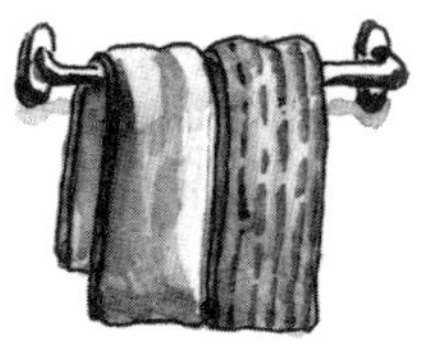

숙면을 취하기 위한
침실 규칙

길상의 침실에서 취하는 충분한 휴식은 마음의 안정은 물론 작업 능률까지 향상시킨다. 반대로 흉상의 침상에서 계속 잠을 자고 휴식을 취하면 몸과 마음의 균형이 깨지고 건강마저 좋지 않게 된다.

화장실과 욕실이 액을 없애고 건강을 지키는 공간이라면 침실은 건강을 키우는 공간이다. 풍수의 또 다른 명칭은 '침상학(寢床學)'이다. 사람은 침실에서 자고 있을 때 방에 흐르는 기운을 체내에 '쏙쏙' 흡수하게 된다. 즉 사람의 운은 침실에서 만들어진다.

흔히 말하는 '운이 좋아지는 침실'은 햇빛이 잘 들고 바람이 잘 통하는 곳을 가리킨다. 사람이 잠자는 시간은 인생의 1/4 또는 1/3에 해당한다. 그처럼 길고 중요한 시간을 보내는 공간이기 때문에 집의 중앙에 위치하고 가장 좋은 기가 흐르는 장소에 있어야 이상적이다.

"그 집의 주인은 집의 중심에서 자라."는 말이 있다. 침실은 어디에 있어도 흉상이 되지는 않는다. 그러나 사람의 운을 높여 주는 침실로 만들려면 약간의 기술이 필요하다. 나의 경우, 숙면을 취하기 위해 침실의 네 귀퉁이에 소금 담은 그릇을 놓는다. 소금을 놓아두면 방 안의 기운이 맑아져 쓸데없는 생각에 빠지지 않고 편안한 기분으로 잠들 수 있다. 소금을 놓아두는 방법은 간단하다. 흰색이나 라벤더색의 조그만 접시에 굵은 소금을 10그램 정도 담는 것뿐이다. 소금의 파워는 약 1주일간 지속되므로 1주일이 지나면 버리고 새로운 소금으로 교체하도록 한다.

또 아침이 되면 반드시 커튼과 창문을 활짝 열어서 신선한 공기로 환기시킨다. 그리고 해가 질 때는 서둘러서 커튼을 치고 방을 쉬게 한다. 이처럼 방은 어둡게 했다가 밝게 해 주는 '음'과 '양'의 변화를 좋아하므로 주인에게 건강을 가져다 주는 것이다. 만약 아침이 되도록 어두운 상태 그대로 방치하면 방의 기운이 탁해져서 아무리 오래 잠을 자도 몸이 상쾌해지지 않고, 반대로 밤이 되어도 커튼을 치지 않으면 잠을 자려고 애를 써도 잠이 오지 않는 불안정한 상태가 되어 버린다.

숙면을 취하려면 빨리 자고 빨리 일어나는 습관도 큰 도움이 된다. 또한 잠들기 30분 전에는 텔레비전도 끄는 것이 좋다. 사람이 휴식을 취하기 전에 먼저 방을 쉬게 하는 것이 편안한 잠으로 이끄는 비결이 되기 때문이다.

그런데 몸은 피곤하지만 머리가 깨어 있을 때가 있다. 이럴 때는 침실에 조용한 음악을 흐르게 하고, 브랜디를 조금 마신 다음 잠을 청해 보라. 아마도 금방 잠들 수 있을 것이다.

침실이 길상인가 아닌가가 숙면에 미치는 영향은 매우 크다. 예를 들어 1시간밖에 자지 못한 경우, 길상의 침실에서의 1시간과 흉상의 침실에서의 1시간은 하늘과 땅의 차이가 난다. 길상의 침실에서 매일 잠들고 일어난다고 생각해 보라. 충분한 휴식은 마음의 안정은 물론 작업 능률까지 향상시킨다. 반대로 흉상의 침상에서 계속 잠을 자고 휴식을 취하면 몸과 마음의 균형이 깨지고 건강마저 좋지 않게 된다. 그러므로 건강하고 즐거운 인생을 살고 싶다면 길상의 침실을 만들어야 한다.

그런데 수면 시간에 관한, 독특하고 과학적인 연구 결과가 있다. 이 연구에 따르면, 1시간 30분의 배수(倍數)로 잠을 자면 숙면을 취할 수 있다고 한다. 즉 4시간 30분, 6시간, 7시간 30분 하는 식으로 90분 단위로 자라는 것⋯⋯. 나폴레옹이 3시간 정도밖에 자지 않았으면서도 체력을 유지할 수 있었다는 기록을 보아도 충분히 근거가 있는 말이다. 실제로 4시간 30분을 자는 사람들은 짧은 수면 시간에도 불구하고 언제나 가볍게 기상할 수 있다고 한다.

사람은 아침에 일어나는 시간이 정해져 있지만 잠자리에 드는 시간은 정해져 있지 않다. 새벽녘에야 간신히 잠을 자게 되었는데 일찍 일어나야만 하는 경우라면 일어나야 할 시간으로부터 거꾸로 계산하여 수면 시간을 90분 배수로 조정해 두면 도움이 될 것이다. 예를 들어 아침 6시에 일어나야 한다면 밤 12시 또는 새벽 1시 30분에 자는 것이다. 만약 밤 12시에 잔다면 수면 시간은 6시간으로 90분의 4배가 되고, 새벽 1시 30분에 잔다면 수면 시간은 4시간 30분으로 90분의 3배가 된다. 최악의 경우지만, 최저 90분만을 자더라도 머리와 몸은 가볍게 된다. 꼭 한번 실행해 보라.

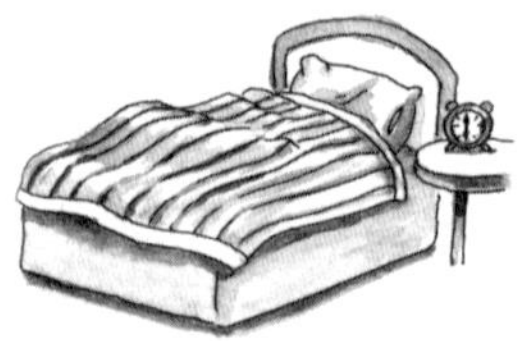

정말로 피곤했을 때 극복하는 방법

풍수에서는 '피곤하기 전에 쉬라' 고 말한다. 몸에 무리를 주면 마음에 스트레스가 쌓여 액이 되고 건강을 손상시킨다.

"선생님, 그 많은 일을 하면서 스트레스가 쌓이지 않습니까?"

"일이 싫어질 때는 없으세요?"

나는 주위 사람들에게서 질문을 자주 받는다. 그러나 아무리 생각해 봐도 싫었던 때가 생각나지 않는다. 오히려 '그때는 그 사람을 만날 수 있어서 가슴이 두근거렸어' 라든가 '오랫동안 원하던 일이 이루어져서 매우 기뻤어' 등 즐거웠던 일만 떠오른다. 그 이유는 일을 '일' 로 생각하지 않고 '놀이' 의 연장으로 즐기면서 하고 있기 때문일 것이다. 나는 일과 놀이 사이에 경계선을 두지 않는다. 항상 그 시점에서 '하고 싶은 일' 을 하기에 언제나 웃는 얼굴이 가능하다.

사실 여러 사람과 다양한 종류의 일을 하는 입장에서는 "이거 큰일이야!" 하고 무의식중에 중얼거릴 때도 있지만 다음날에는 전부 잊어버리고 아무 일 없었다는 듯이 차례차례 일을 해나간다.

그렇다고 힘든 일을 꾹꾹 눌러 참고 마음속으로 괴로워하는 일도 없다.

나도 슈퍼맨이 아닌 이상 피곤할 때가 있다. 그러나 그 피곤이 몸에 남아 나쁜 병이 생길 때까지 두지는 않는다. 운을 좋게 하는 옷, 운을 좋게 만드는 식사, 운이 좋은 주거 환경으로 자신을 지켜 나가기 때문이다.

그렇다면 정말 힘이 들 때는 어떻게 할 것인가?

풍수에서는 '피곤하기 전에 쉬라'고 말한다. 몸에 무리를 주면 마음에 스트레스가 쌓여 액이 되고, 건강이 나빠진다. 힘이 들 때는 아무 생각도 하지 말고 '이렇게 힘든 일을 하고 있으니까 내 몸에 칭찬을 해 주어야겠군' 하면서 쉬는 시간을 잠깐 만들어 주는 것이 좋다.

나는 기분을 전환하고 싶을 때 친구에게 메일을 보내고 전화를 건다. 즉 운이 좋은 친구로부터 기를 받는 것이다.

음악도 도움이 된다. 좋아하는 노래를 듣다 보면 긴장감이 저절로 풀린다.

시간이 있다면 사찰이나 성당, 교회 등을 방문하여 종교적인 일을 하는 것도 좋다. 어떤 신이든 좋은 기운을 가지고 있기 때문에 그런 장소에 가는 것만으로도 마음이 맑아진다.

집 근처의 산책 코스를 한가롭게 걸어 보는 것도 괜찮은 방법이다. 햇빛이 좋은 날 대지의 기운이 넘쳐 흐르는 땅을 걸으며 바람을 쐬면 몸에 쌓인 액이 쑥 빠져나가는 기분이 들 것이다.

형편이 된다면 드라이브를 하는 것도 좋다. 실제로 나는 스트레스가 쌓였을 때 전용 오픈카를 타고 드라이브를 즐긴다. 이 차는 업무에는 절대 사용하지 않고 차고에 보관하다가 스트레스가 쌓여 피곤할 때만 꺼내 탄다. '이 일이 끝나면 내가 제일 좋아하는 그 차로 드라이브를 하자!' 라고 생각하는 것만으로도 일의 능률이 확 올라가는 것을 느낄 수 있다. 열심히 일한 뒤에 자기 자신에게 줄 상을 준비해 두는 것은 중요한 일이다.

밖에 나갈 시간도 없을 정도로 바쁠 때는 걸레를 손에 들고 방 청소를 한다. 행운은 깨끗한 집을 좋아한다. 방이 깨끗하면 깨끗할수록 운이 강화되므로 집 안 구석구석을 청소하는 일이 즐거움이 된다.

며칠 전 남쪽으로 난 창문을 닦다가 새로운 아이디어가 떠올랐다. 남쪽은 재능을 관장하는 곳으로, 반짝반짝 빛나는 유리와 궁합이 맞는 방위다. 그래서 깨끗하게 닦으면 닦을수록 창조적인 발상이 풍부해진다.

많은 사람들이 재미있게 읽어 주는 글, 그리고 세심한 설계와 좋은 그림을 그리게 하는 운동력은 아마 이렇게 나만의 방식으로 피곤함을 풀고 즐거움을 찾기 때문인 것 같다.

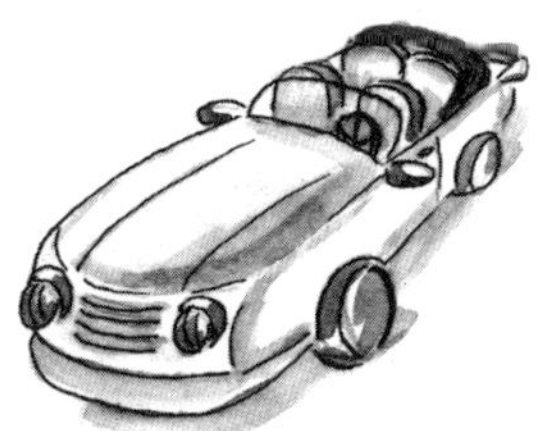

다른 사람이 추천한 일을
실행해 본다

풍수에서는 말하는 최대의
개운법은 '순수해지는 것'
이다.

이 세상에서 가장 중요한 재산은 바로 건강이다. 건강이야말로 소중한 보물이다.

최근에 건강에 대한 관심이 매우 높아졌다. 그냥 보면 아픈 일과는 관련이 없을 것 같은 10대나 20대의 여성도 '건강'이라는 단어에 매우 민감하다. 서점에 나가 보면 젊은 여성을 테마로 한 책이 부쩍 늘어난 것을 알 수 있다. 건강 식품에 대한 열기도 뜨겁다. 비타민제나 영양 보조 식품에서부터 피부, 변비 해소, 다이어트를 목적으로 한 것까지 인기가 매우 높다. 건강을 바탕으로 한 젊음과 아름다움이 최고라는 사실을 젊은이들도 자각했기 때문일까? 물론 품질을 믿을 수 있고 자신의 체질에 맞는다면 시판하는 건강식품을 이용해 건강과 미용을 유지하는 것도 좋은 방법이다.

나는 약을 매우 좋아한다. 비타민제부터 한약까지 가리지 않는다. 그 대부분은 내가 구한 것이 아니라 누군가가 내게 호의를 베

풀어 준 것들이다.

비록 건강식품은 선물받은 것을 먹지만 자발적으로 실행하는 나만의 건강법도 있다. 그것은 바로 '발바닥 지압 건강법'이다. 약 15센티 정도 길이의, 끝 부분이 둥글게 되어 있는 나무 봉으로 발바닥을 꾹꾹 누르는 것이다. 이것을 시행하는 데는 특별한 기술이나 돈이 들지 않는다. 나무 봉이 없다면 볼펜의 뒷부분을 사용해도 좋다. 당장 볼펜마저 없다면 손가락으로 발바닥을 꾹꾹 눌러 주는 것만으로도 효과가 있다. 몸 상태가 좋지 않을 때는 발바닥도 딱딱해져 있는 경우가 많고, 조금만 세게 눌러도 아픔이 느껴진다. 그럴 때는 정성을 들여 딱딱해진 부분을 주무르며 풀어 준다.

발 마사지를 가리켜, 풍수학에서는 '대지의 파워를 쉽게 흡수하기 위해서'라고 하고, 한의학에서는 '발바닥은 내장 기관과 직접 연결되는 혈(穴)이 전부 집합하여 있기 때문'이라고 한다.

일하는 도중이라도 좋고 잠시 휴식을 취할 때도 좋다. 틈틈이 발바닥을 주물러서 기분이 좋아지는 곳을 열심히 눌러 주자. 발바닥뿐만 아니라 발가락 사이사이에 손가락을 끼워 발가락을 주무른다든지 발가락을 빙글빙글 돌려 주는 것도 매우 좋다.

한의학에서는 발가락이 계속해서 꼭 같이 붙어 있으면 어깨 근육이 뭉쳐지며, 발가락을 주무르면 머리와 몸이 상쾌해진다'고 한다. 실제로 발가락 끝을 마사지해 주면 혈액 순환이 잘되어 당장 머리가 맑아져 온다. '발은 제2의 심장'이라고 불리는 이유가 여기에 있다. 평상시에 하이힐을 즐겨 신는 여성은 물론 어깨 결림이 있는 사람 등 누구에게나 좋다.

또 하나 소개하고 싶은 건강법은 머리에 하는 '롤러 마사지'다. 왼쪽과 오른쪽에 손잡이가 있고 가운데에 롤러가 있는 마사지기를 머리에 대고 머리 위를 왔다갔다하는 것이다. 몸이 피곤해졌을 때 마사지를 하면 엄청나게 아프지만 계속하는 동안에 피로는 물론 스트레스까지 말끔히 없어지고 기분이 좋아진다. 특히 후두부(머리의 정수리 부분)부터 뒷목 부분까지 걸쳐서 롤러 마사지를 하면 눈의 피로가 깨끗하게 가신다.

롤러 마사지기는 스포츠 용품점에서 살 수 있지만, 구하지 못한다고 해도 전혀 문제가 되지 않는다. 양손의 손가락을 세워서 머리를 꾹꾹 누르는 것만으로 충분하다. 부부간에도 서로 이 방법으로 마사지를 해 주면 한결 친밀해진다.

지금까지 이야기했듯이 건강을 유지하는 데 특별한 비법은 없다. 아는 사람이 권유해 준 건강식품을 기분좋게 먹고, 기분을 좋게 해주는 마사지법을 실천하는 등 극히 일상적인 여러 가지를 실행하는 것이다. 전혀 부담을 가지지 않고 억지로 힘도 들이지 않는다면 매일 꾸준히 할 수 있다. '이것을 하고 나면 어떻게 될까?' 또는 '이런 것이 정말 효과가 있는 것일까' 하는 의심을 하지 말라. '이거 좋아요' 하고 추천을 받으면 깊게 생각하지 말고 그대로 실행해 본다. 그렇게 하고 난 뒤에 기분이 좋지 않다든지, 몸 상태가 나빠지는 일은 결코 없을 것이다.

풍수에서는 말하는 최대의 개운법(開運法 : 운을 여는 방법)은 '순수해지는 것'이다. 여러분이 건강을 위해 어떤 운동이나 건강용품을 사용하고자 한다면 의심을 버리고 망설임 없이 실행해 보기 바란다.

● 발바닥의 경혈(지압점) 누르기

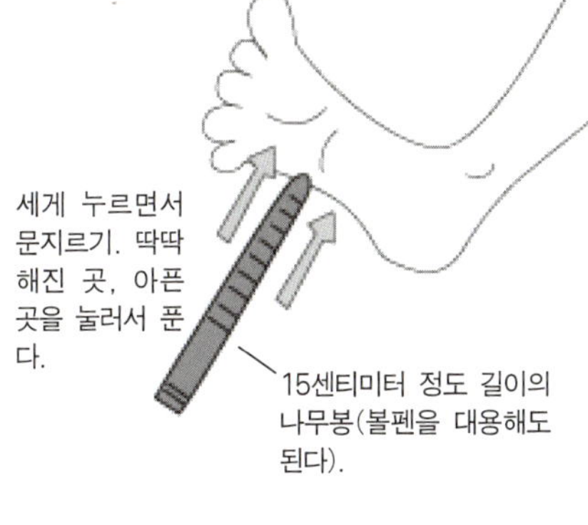

세게 누르면서 문지르기. 딱딱해진 곳, 아픈 곳을 눌러서 푼다.

15센티미터 정도 길이의 나무봉(볼펜을 대용해도 된다).

● 발가락 주무르기

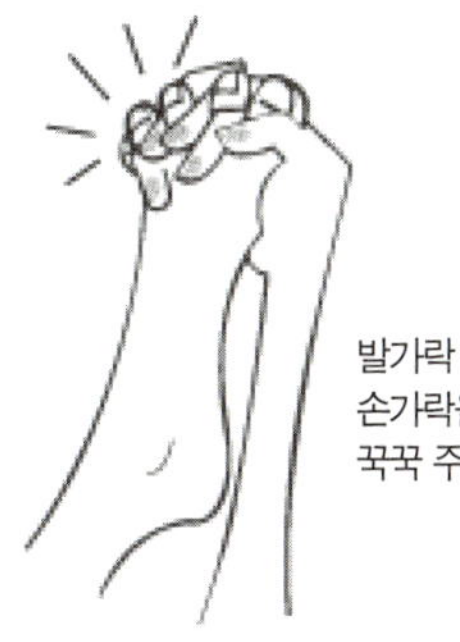

발가락 사이에 손가락을 넣고 꾹꾹 주무른다.

● 발가락 주무르기

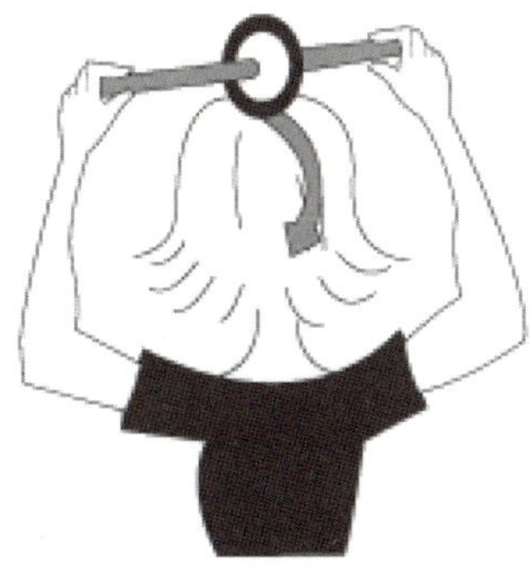

롤러를 머리 위에서 빙글빙글 돌린다.

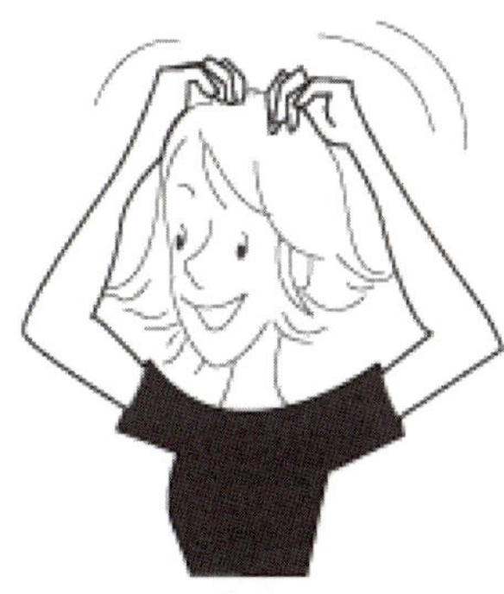

롤러가 없으면 손가락 끝으로 눌러 줘도 좋다.

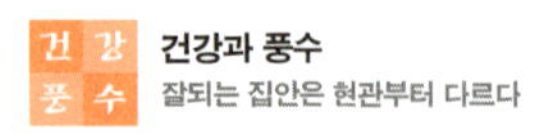

믿을 수 있는 대상이 있는 한 고민거리는 극복할 수 있다

'세상이 모두 변해도 이것만은 나를 배신하지 않아.'라고 믿는 것이 있는 한 마음 즉 '자신의 중심'을 놓치는 일은 없다.

병은 마음에서 비롯된다. 마음은 풍수의 5대 기둥 가운데 하나다. 이 마음의 환경을 다스리는 것이 건강을 지키는 지름길이다.

세상 사람들은 그 누구라도 돈 걱정에서부터 직장 내의 갈등, 인간 관계 등 이상과 현실과의 차이로 고민한다. 그럴 때 특별히 믿는 대상이 있으면 있다면 고민이나 괴로움을 극복할 수 있다.

인생에 대한 꿈과 목표 없이 그저 하루하루를 보내는 사람은 마음에 활기가 없기 때문에 고민을 극복하기도 전에 마음이 지쳐서 우울해지거나 금세 몸의 상태가 나빠진다. '인생이 심심하다.', '즐거운 일보다는 괴로운 일이 더 많이 생긴다.'고 생각하는 사람은 '나는 도대체 이 세상에 무엇을 하기 위해 사는 걸까'를 한번 곰곰이 생각해 보면 좋을 것이다. 그리고 나서 답을 찾는다면 단조롭게만 느껴지던 생활에 활력이 생기고 조금씩 재미있는 일이 늘어날 것이다.

　꿈을 가지고, 그 꿈을 이루기 위해 사는 방식에 자신감을 가진다면 '마음' 이라는 환경이 나이를 먹으면서 점점 길상으로 변한다.

　'세상이 모두 변해도 이것만은 나를 배신하지 않아.' 라고 믿는 것이 있는 한 마음 즉 '자신의 중심' 을 놓치는 일은 없다. 그런 사람은 주변에 무슨 일이 생겨도 침착하고 긍정적인 사고 방식으로 행동한다. '감기가 걸릴 것 같다', '몸 상태가 별로 좋지 않다.' 고 느낄 때도 단단히 마음먹고 최선의 방법으로 대처하므로 크게 몸이 상하는 일은 없는 것이다.

　다음은 내가 어렸을 때 아버지가 들려 주신 축사다.

눈으로 여러 가지 부정한 것을 보더라도 마음으로는 부정한 것을 보지 말고
귀로 여러 가지 부정한 것을 들었어도 마음으로는 부정한 것을 듣지 말며
코로 여러 가지 부정한 것을 맡아도 마음으로는 부정한 것을 맡지 말고
입으로 여러 가지 부정한 것을 말하더라도 마음으로는 부정한 것을 말하지 말고
몸으로 여러 가지 부정한 것을 만져도 마음으로는 부정한 것을 만지지 말며
마음으로 여러 가지 부정한 것을 생각해도 마음으로 부정한 것을 생각하지 말라
여기에는 사람이 건강하게 살기 위한 지혜와 진리가 숨겨져 있다.

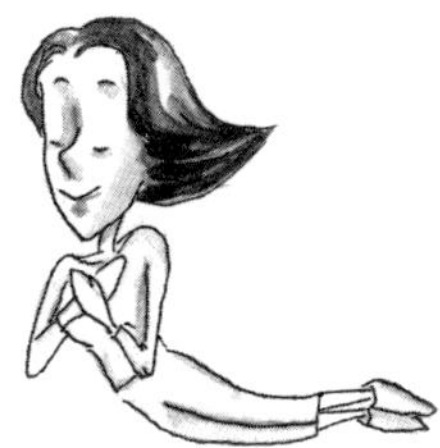

마음의 액을 막으려면
자신에게 상을 주어라

온천 여행이나 맛있는 음식을 먹는 등 즐기면서 시간을 보내는 것은 자기 자신에게 '상'을 주는 행위다. 항상 일에 쫓기며 살다 보면 긴장감과 스트레스가 쌓여 몸과 마음 모두 피곤해진다.

'마음' 이라고 하는 환경을 길상으로 만드는 방법은 말로 표현하기에는 조금 어렵다. 하지만 그 비결을 간단하게 말하자면 '웃기', '즐기기', '사랑하기' 이 3가지다.

아주 사소한 일이라도 좋다. '지금 먹은 음식 맛이 좋은데, 다음에 내가 한번 만들어 봐야지.' 하고 생각해도 좋고, '자신은 없지만 한번 그려 보자.', '이 책 재미있을 것 같으니 읽어 볼까?' 등 어떤 것도 상관없다. 행복한 결말에 이르는 영화를 보거나 친구와 얘기를 하면서 웃는 것만으로도 마음에 쌓인 액이 사라지고, 길상으로 변한다.

어떤 일에도 취미가 없다고 생각하는 사람은, '이 정도라면 즐길 수 있을 것 같다.' 든지, '이 정도라면 나도 할 수 있겠다.' 라는 일을 찾아 보자. '뭔가 즐거운 일이 없나?' 라고 생각하면서 생활하는 것만으로 마음의 깊숙한 곳에서 잠들어 있던 안테나가 고개를 들고, 몸 근처에서 방황하는 행운을 잡을 수 있게 된다.

'몸이 지쳐서 무엇도 하고 싶지 않아' 하고 생각하는 사람은 돈과 시간이 별로 들지 않으면서도 효과가 좋은 풍수를 조금씩 시작해 보자. 현관에서 집의 중심으로 대각선으로 연결되는 행운의 장소에 있는 불필요한 물건들을 정리하거나, 화장실과 부엌 등 물을 쓰는 곳을 평소보다 깨끗이 하는 것만으로도 훨씬 좋아진다. 단독 주택이라면 정원이나 마당의 나무와 꽃을 손질하고, 아파트라면 베란다에서 꽃을 키워 식물로부터 대자연의 파워를 나누어 받을 수 있다.

나는 우리 집 정원에 사계절에 따라 보고 즐길 수 있는 꽃을 키우고, 날씨가 좋은 날이면 아내와 함께 정원을 손질한다. "올해는 빨간 튤립이 예쁘게 피었네", "이번에는 저쪽에도 꽃을 심어 볼까?" 등의 담소를 나누며 정원을 손질하다 보면 부부 사이에 한층 더 따뜻한 기운이 흐르는 것을 느낀다.

무엇을 해도 몸 상태가 좋지 않다고 느낀다면 운수가 좋은 방향으로 온천 여행을 해 보라. 온천은 대자연의 선물로서, 스트레스가 많은 인간에게는 천연 활력의 장소다. 온천에 몸을 담그면 몸과 마음에 붙어 있던 액이 떨어지고, 물 속에 녹아 있던 건강 파워의 알갱이가 세포 안으로 천천히 침투하면서 피곤했던 몸과 마음이 재충전되어 활력이 생기게 된다. 특히 노천탕은 태양빛이 물에 녹아들어서 뜨거운 물에 파워가 생기고, 대자연도 가깝게 느낄 수 있으므로 마음과 몸이 편안해진다. 날씨가 흐려 태양이 구름에 가려져 있다고 해도 태양의 파워는 확실하게 지상까지 도달하므로 걱정하지 않아도 된다.

그리고 가능하면 맨발로 잔디나 흙을 밟아 보도록 하자. 천연의 에어컨인 바람을 쐬면서 발바닥으로부터 전해져 오는 대지의 힘찬 파워를 흡수는 것은 곧 행운의 파워를 체내로 흡수하는 것과 마찬가지다.

온천 목욕이 끝나면 특산물로 만든 향토 요리를 먹거나 오래된 절 등 그 지역의 명소를 둘러 보는 것도 좋다.

여행을 하거나 맛있는 음식을 먹으면서 시간을 보내는 것은 자기 자신에게 '상' 을 주는 행위다. 항상 일에 쫓기며 살다 보면 긴장감과 스트레스가 쌓여 몸과 마음이 피곤해진다. 이런 생활이 계속되면 나중에는 몸과 마음을 제대로 움직일 수 없는 상황이 발생하게 된다.

"힘이 많이 들지?"

"노력해 줘서 고마워."

가끔씩 자신을 칭찬해 주며, 충분한 휴식을 취한다면 건강은 자연스럽게 지켜진다.

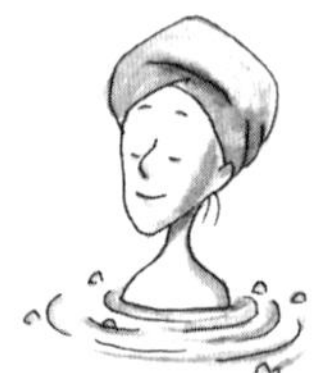

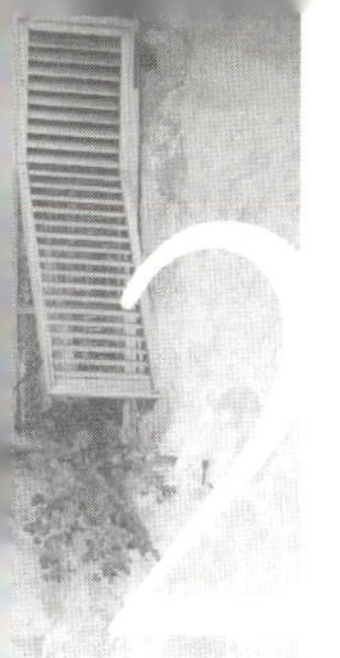

8방위가 지배하는 건강 파워

[집은 사람의 거울, 사람은 집의 거울]

집과 사람의 관계는 뒷모습을 보기 위해 앞이나 뒤에서 거울을 비추는 것과 같은 관계

사람은 운만 좋으면 이사나 신축 등 인생의 고비를 기회로 삼아 행운이 더욱 크게 돌아오게 된다. '운이 있는 사람' 과 '운이 없는 사람' 의 차이는 그런 것이다.

한 사람의 건강 상태는, 그가 살고 있는 집을 보면 정확하게 알 수 있다. 풍수에서 '집은 사람의 거울, 사람은 집의 거울' 이라고 한다.

예를 들어, 동북쪽('鬼門' 이라고 하여, 예전부터 신성시했던 방위)에 물을 사용하는 장소가 있는 집은 어떻게 해도 습기가 쌓여, 그 영향으로 가족의 건강이 좋지 않은 경우가 많다. 이 방향이 청결하지 않으면, 진작 완치되었어야 할 병도 좀처럼 낫지 않고 병세가 길어진다.

우리가 사는 세상에는 모두 8개의 방위가 있는데, 그 8개의 방위에는 제각기 다른 기가 흐르고 있다. 따라서 해당 방위에 위치한 주거 공간이 어떤 상태인가를 보면 그 사람이 지금 어떠한 생활을 하고 있는지 대강 알 수 있다. 즉 집을 통해 그 집에 사는 사람의 성격이나 모습을 알 수 있고, 반대로 사람을 보면 그 사람이 어떤 집에 사는 사람인가도 상상이 가는 일이다.

나는 일본에서 어느 누구보다도 건물의 설계도를 많이 보았다. 그리고 직업상 집을 방문하는 일이 많기 때문에 경험에 의해 집만 보아도 무슨 고민이 있는지 금방 알아낼 수가 있다.

"이 집은 남서쪽(뒷귀문)에 문제점이 있기 때문에, 부인이 위가 아플 정도의 고민거리를 안고 있겠네요." 아니면 "이 집은 동북쪽에 문제점이 있어서 남편과 아들이 다치기 쉬워요. 그러니 좀 주의를 주세요." 등의 얘기를 하면, "선생님, 어떻게 아세요? 말씀하신 그대로예요." 하며 놀라는 분들이 종종 있다.

마음의 방위 역할을 하는 북쪽이나 서쪽의 상태를 보면 그 사람이 지금 어떤 기분으로 하루하루를 지내고 있는지에 대해서도 알 수 있다.

이유 없이 불안하거나 우환이 많이 생기고, 술을 마시지 않으면 일을 할 수가 없다는 경우는, 대부분 집의 북쪽이나 서쪽을 신경 쓰지 않아 화장실이나 부엌 등 물 쓰는 곳이 깨끗하지 않다.

그런데 여기에서 주의할 점은, 병이 쉽게 걸리는 사람은 '집의 형상이 좋지 않아 나쁜 영향을 받았기 때문'이 아니라 원래 병이 나기 쉬운 집에 살기 때문이라는 것이다. 단, 집을 고를 때 무의식적으로 행한 일이라고 해도 본인이 고른 것이므로 그에 대한 책임은 있다고 할 수 있다.

풍수에서는 인생에 우연은 없고. 단지 필연만 있을 뿐이라고 한다. 물론 운이 좋은 사람이라면 그런 집을 고르는 일도 없을 것이다. 운이 좋은 사람, 항상 행운이 따르는 사람은 집의 기운이나 형상에 대해 알든 모르든 상관없다. 당연히 노력하지 않더라도 햇빛이 잘 들고 바람도 잘 통하는 길상, 즉 좋은 운이 들어오는 집과 만나게 되어 망설임 없이 계약을 하게 된다. 사람은 운만 좋으면 이사나 신축 등 인생의 고비를 기회로 삼아 행운이 더욱 크게 돌아오게 된다. '운이 있는 사람'과 '운이 없는 사람'의 차이는 그런 것이다.

자, 그러면 병을 없애고 건강을 키워 주는 집에 살기 위해서는 어떻게 해야 할까? 지금 살고 있는 집의 배치 자체는 바꿀 수 없지만 풍수를 이용하여 부족한 곳의 파워를 보충하는 것이다. 흉상의 집을 길상으로 바꾸는 것은 누구라도 할 수 있는 일이다.

좋은 기운(氣運)이 흐르는 집에 살면 점점 좋은 운이 생기게 되고, 사고도 긍정적으로 하게 되어 몸 상태도 좋아진다.

집을 길상으로 만든 뒤에는 자기 자신의 파워를 높이도록 하자. 그러면 지금보다 더 많은 행복을 가져다 주는 집이 된다.

지금 살고 있는 집에서 계속해서 살 사람이든, 앞으로 이사 계획이 잡혀 있는 사람이든, 모두 현재 살고 있는 집의 배치도를 살펴 본 뒤에 자신이 어떤 환경에 처해 있는가를 알아 두어야 한다.

정확한 배치도는 행복으로 가는 설계도. 이번 기회에 살고 있는 집의 배치도를 한번 만들어 보자.

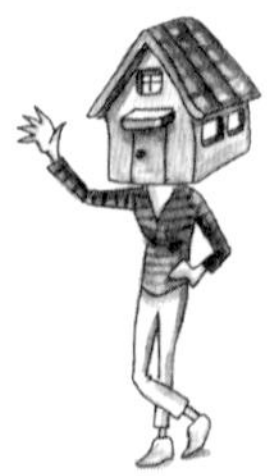

배치도 만들기 – 건강풍수의 기본인 집의 중심을 알아낸다

배치도 얘기만 꺼내면, "왠지 어려울 것 같아." 하고 슬그머니 꽁무니를 빼는 사람이 있다. 그러나 배치도는 그리 복잡한 것이 아니다. 순서대로만 따라 하면 간단하게 만들 수 있다. 더군다나 풍수의 기본인 8방위(북, 동북, 동, 동남, 남, 남서, 서, 북서)는 배치도가 없으면 정확하게 알아낼 수가 없다.

대부분 '이쪽에서 태양이 뜨니까, 아마 동쪽일 거야' 하는 식으로 방위를 측정한다. 하지만 방위가 정확하지 않으면 풍수가 효력을 발휘할 수 없는 경우가 생기고, 만약 방위가 완전히 빗겨나가 잘못 알고 실행한다면 오히려 역효과를 낳을 수도 있다. 풍수는 정확한 방위에서 실행해야만 효과가 있다. 그러므로 신경 써서 배치도를 만들고, 집의 중심을 찾고 난 뒤에 8방위를 나눠 보도록 하자.

만일 배치도를 가지고 있다면 배치도를 다시 그리는 번거로운 작업은 하지 않아도 된다. 이런 경우는 집의 중심을 찾는 일부터 하면 된다.

준비물은 방안지, 나침반, 두꺼운 종이, 풀, 눈금자, 각도기, 가위 등이다.

먼저 방안지에 눈금자를 사용하여 집의 배치도를 그린다.

배치도가 완성되면, 그 밑에 두꺼운 종이를 대고 풀로 붙인 다음, 배치도의 바깥 선을 따라 가위로 잘라 낸다. 이때 베란다나 발코니 창문은 필요하지 않으므로 잘라 버린다.

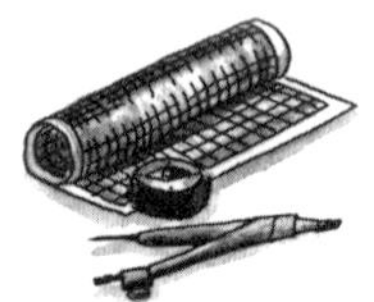

1. 집의 평면도를 그린다

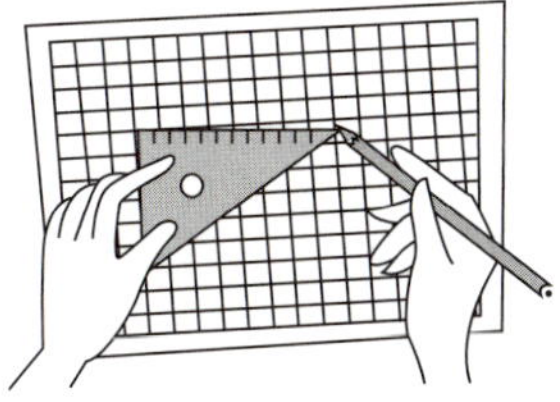

방안지에 삼각자를 사용해서 정확한 집의 배치도를 그린다. 배치도를 가지고 있는 사람은 복사해서 사용해도 좋다.

2. 바깥 테두리선을 따라서 잘라낸다

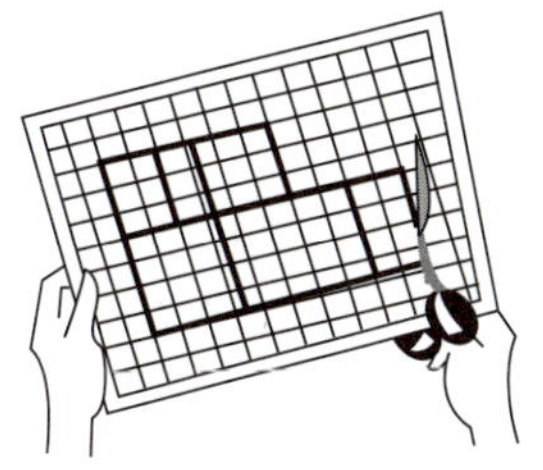

배치도를 두꺼운 종이에 붙여, 바깥 테두리를 따라 가위로 잘라낸다. 이때에 베란다나 외벽 바깥으로 난 창은 잘라낸다.

3. 집의 중심을 찾아낸다

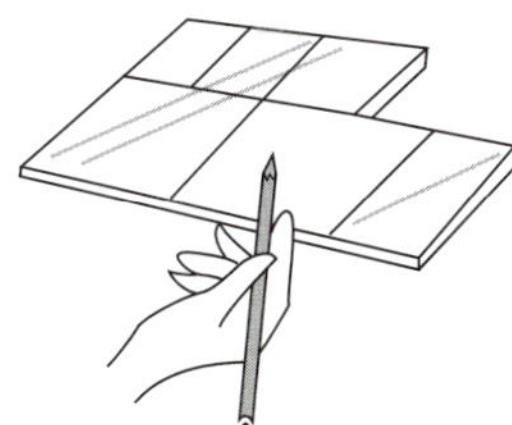

잘라낸 배치도를 못이나 컴퍼스의 뾰족한 부분이나 바늘 끝에 올려놓아 균형을 잡는다. 균형이 잡혔을 때 뾰족한 부분이 닿은 곳이 집의 중심이 된다.

4. 북쪽과 집의 중심을 연결한다

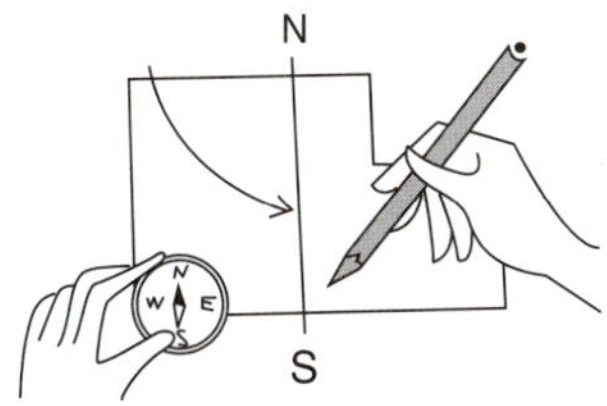

나침반으로 집의 중심 등 여러 곳에서 방위를 맞추어 본 다음 북방위를 확인한다. 그 다음 배치도의 북쪽에 해당하는 부분과 집의 중심을 연결하여 남쪽으로 긋는다.

5. 동서의 선을 긋는다

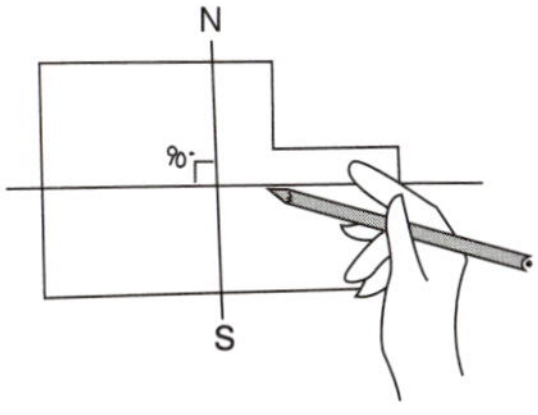

집의 중심으로부터 4에서 그은 남북의 선과 수직으로 교차하는 선을 긋는다. 4와 5의 두 선을 '정중앙선' 이라고 부른다.

6. 방위를 배치하여 나눈다

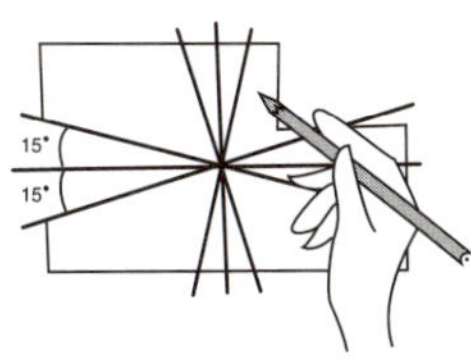

북 · 동 · 남 서는 각각 3도의 범위를 가지므로 정중앙선의 양편에 15도씩 나눈 선을 긋는다.

완성된 배치도로 먼저 집의 중심을 찾아 보자.

8방위로부터 들어온 기는, 우선 집의 중심에 모여 한층 센 파워로 바뀐 다음 거기서 다시 한번 8방위로 나뉘어진다. 그러므로 집의 중심이 어디냐에 따라 그 집은 파워의 강약이 변하게 된다.

집의 형태가 정사각형이라면 그 집의 중심은 대각선의 교점이 된다. 제일 간단하다. 그러나 어느 한쪽이 나오거나 들어간 모양으로 되어 있다면 다음에 소개하는 3가지 방법으로 배치도에 맞춰서 중심을 구해야 한다.

1 밸런스법

자르고 난 뒤의 배치도를 못이나 컴퍼스의 바늘 부분에 배치도를 올리고, 균형이 잡히는 곳을 찾는다. 균형을 잡았다면 바로 그 위치가 집의 중심이 된다. 손쉽고 간단한 방법이지만, L자형의 배치도나 ∪,⊥가 많은 배치도인 경우에는 균형 잡기가 까다로울 수 있다.

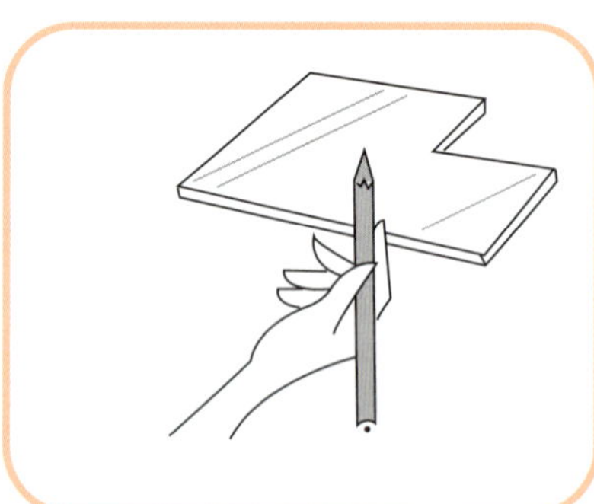

못이나 컴퍼스의 바늘 부분에 배치도를 올렸을 때 균형이 잡히는 곳이 중심이다.

2 실제 측정 중심법

아무 모양이 없는 반지에 실을 끼워 놓는다. 그리고 배치도의 모서리 부분의 몇 군데에 구멍을 뚫고, 그 구멍에 실을 통과시키면 반지는 끝에 매달리게 된다. 그러면 실이 지나가는 선을 그대로 덧그리는데, 조금 전에 뚫어 놓은 곳에 여러 번 그린다. 거기서 나오는 각각의 선을 그어 보면 공백 부분이 나오는데 그 공백의 중앙이 집의 중심이 된다.

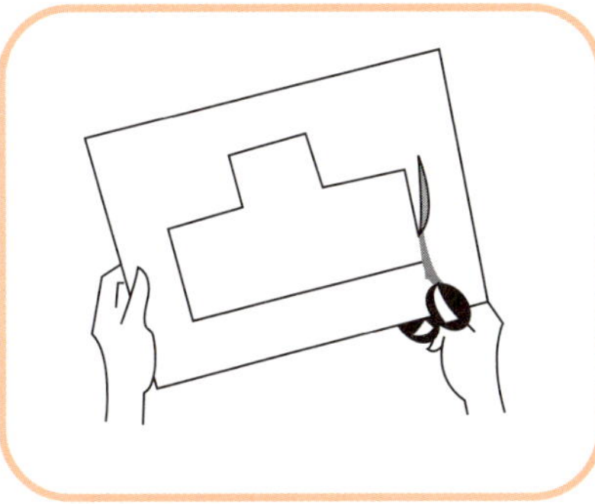

1. 먼저 두꺼운 종이를 건물 외측의 형태로 잘라 낸다.

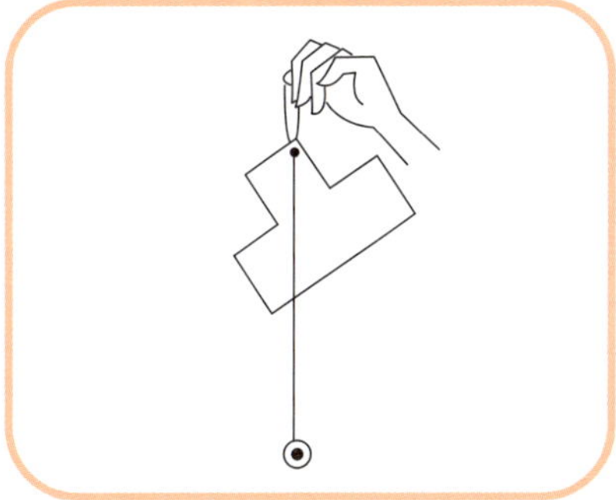

2. 그 다음 몇 군데 각에 조그만 구멍을 뚫어서 실을 통과시켜 가운데가 뚫린 단추나 반지를 매단다. 실이 내려온 모양 그대로 따라 선을 긋는다.

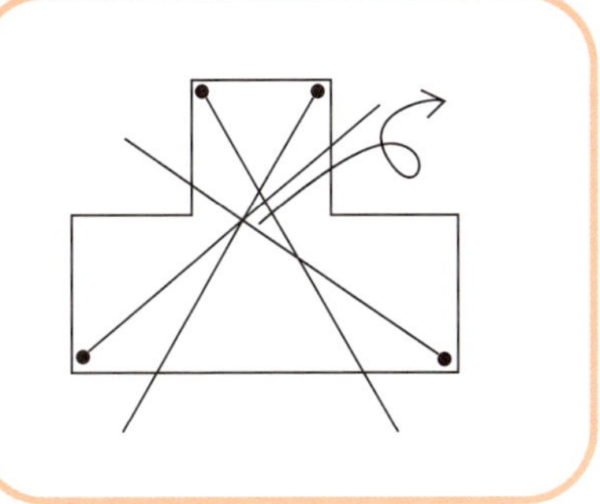

3. 마지막으로, 각각의 선이 둘러싼 부분을 중심으로 여긴다

3 대각선법

　L자형이나 ㄷ자형의 배치도일 경우 ①번과 ②번의 방법으로는 거의 불가능하다. 예를 들어 L자형 배치도인 경우에는 그 모양을 4개의 사각형이라고 생각하고 그 각각의 사각형을 따로 떼어 내어 대각선을 긋는다. 그러면 중심이 4개가 나온다. 그리고 각각의 사각형을 다시 모아서 합친 다음, 중심과 중심을 연결하는 선을 2개 긋는다. 이때 2개의 선이 교차하는 것처럼 선을 그었을 때 교차점이 바로 집의 중심이 된다.

　만약 삼각형의 배치도일 때는 각 변의 중심과 꼭지점의 선을 긋고 모든 선이 하나의 정점으로 연결되었을 때, 그 점을 집의 중심이라고 생각하면 된다.

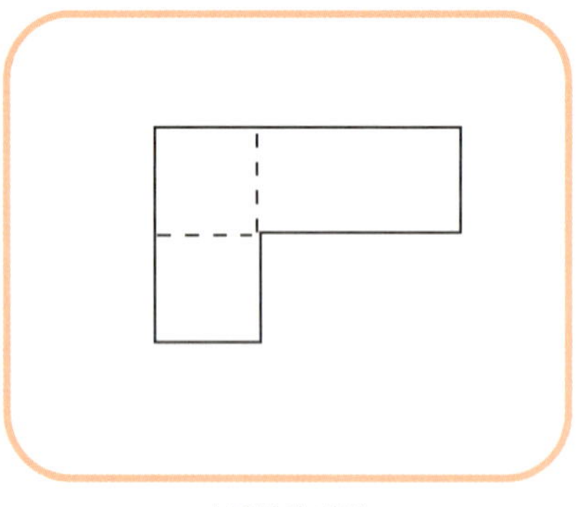

L자형의 배치

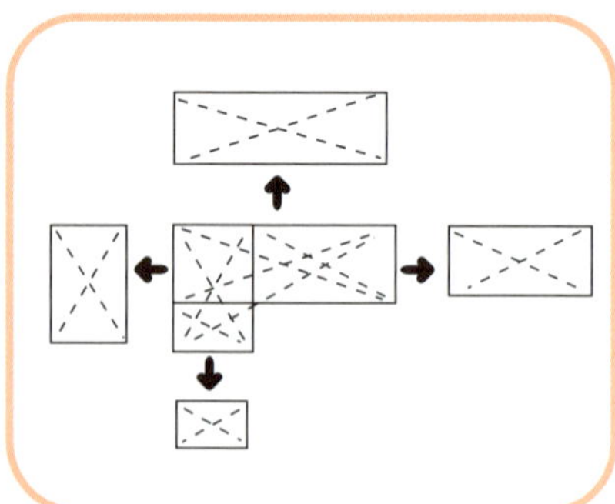

4개의 장방형이 모인 것이라고
생각한다.

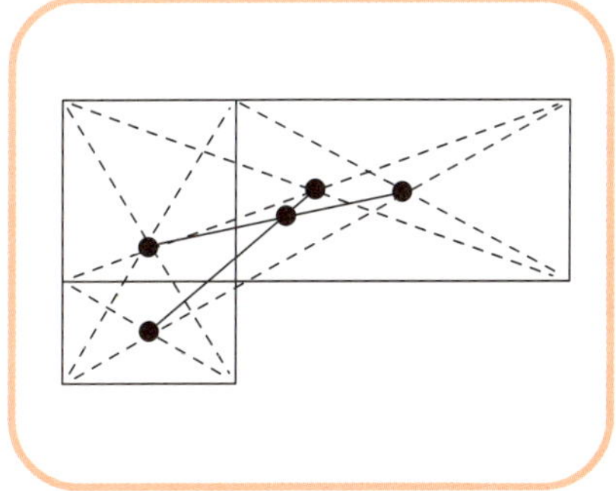

각각의 대각선 교점의 중심이
전체의 중심이 된다.

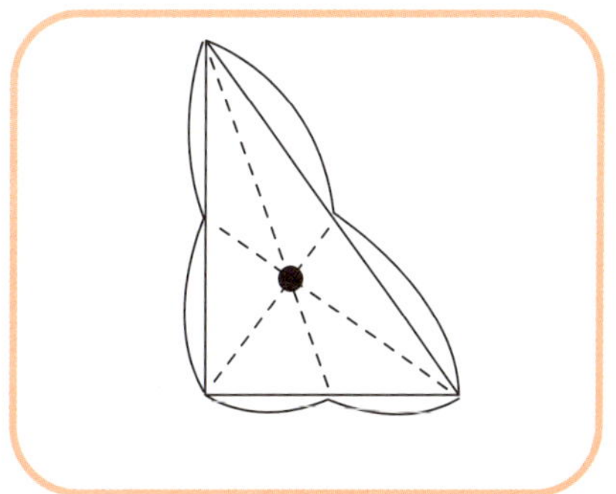

삼각형의 배치
대각선의 교점이 중심이 된다.

그러나 어떻게 해도 선이 교차하지 않는 경우는 '그 집에 중심'이 없다는 결론을 내릴 수밖에 없다. 그럴 때는 먼저 ①번이나 ②번의 방법으로 다시 해 보고 그래도 나오지 않을 때는 일단 중심이 없는 집으로 판단한다. 그럴 경우에 집의 중심은 집 밖에 있다.

집안에 중심이 없으면 대흉(大凶)으로 본다. 왜냐하면 기가 집중하는 장소가 없기 때문에, 집 전체의 기운이 약해진다고 생각하기 때문이다.

우선 좁은 L자형이나 ㄱ자형, 그리고 ㅁ자 형인 경우에는 집이 사각인 것처럼 생각하고 가상의 선을 그어 그 교점을 집의 중심이라고 생각하고 거기서부터 8방위를 나눈다. 그리고 특히 이런 경우는 다른 배치도의 집보다 더욱 8방위의 풍수를 확실하게 실행하여 기운을 보충해야 한다.

8방위를 나타낸 정확한 배치도를 완성한다

　자, 집의 중심을 찾아냈다면 그 다음으로 나침반을 사용하여 북쪽을 찾아 보도록 하자.

　먼저 나침반을 가지고 집의 중심에서 북쪽을 확인하고 북쪽과 집의 중심을 일직선을 그은 다음 남쪽으로도 계속해서 선을 긋는다. 이것이 남북의 정중앙선이 된다. 하지만 철근이나 전화기 등에 의해 영향을 받아 정확한 방위를 측정할 수 없는 경우에는 나침반을 이용해 집 중심 근처의 여러 군데에서 측정하여 정확하게 북쪽을 확인하도록 한다.

　북쪽은 30도의 폭을 갖고 있기 때문에 각도기를 사용해서 정중앙선의 양편에 15도씩을 표시하고 각각 양쪽 방향이 중심을 통과하게 하여 그 선을 2개 긋는다. 이것으로 북쪽과 남쪽의 범위가 지정된다.

　다음으로 남북의 정중앙선과 수직으로 교차하는 선을 긋는다.

이것이 동서의 정중앙선이다. 동쪽과 서쪽도 각각의 30도 폭을 가지기 때문에 정중앙선 양편에 15도씩 표시를 정해서 각각의 중심을 통과하는 직선을 긋는다. 이것으로 동과 서의 범위도 지정된다.

남은 60도의 폭은 각각 북쪽 방향으로부터 시계 방향으로 동북쪽, 동남쪽, 남서쪽, 북서쪽이 되는 것이다.

자, 이것으로 배치도는 모두 완성되었다. 지금까지 북쪽이라고 생각했던 현관이 실제로는 동북 방향이거나, 또는 남쪽이라고 생각한 부엌이 실제로는 서쪽으로 나타나는 등 새로운 발견이 있었으리라 생각된다. 이제부터 이 배치도가 여러분의 행복으로 이끄는 나침반이 되므로 언제라도 볼 수 있는 곳에 잘 보관하도록 하자.

가끔 1개의 공간이 2개의 방위로 나타나는 경우가 있다. 그럴 때는 기본적으로 면적이 넓은 곳이 그곳의 방위가 된다. 그러나 우연히 같은 면적으로 나왔을 때는, 현관이라면 문이 있는 쪽, 부엌이라면 가스 레인지나 싱크대가 있는 쪽, 침실이라면 침대가 있는 쪽을 해당 방위로 본다. 이 포인트가 되는 곳조차 방위의 경계선에 있으면서 면적 또한 같다면 양쪽의 파워를 모두 받고 있다고 생각하고, 양쪽 방위의 풍수를 모두 참고해야 한다.

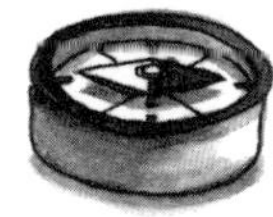

행운의 영역을 찾는 방법

'행운'이라는 손님이 기분 좋게 방문하기 위해서는 어떻게 해야 할까? 우선 현관을 깨끗이 하여 기분 좋은 공간으로 만들어 놓는다. 덧붙여서, 현관의 방위와 궁합이 좋은 색의 꽃이나 소품을 장식하면 행운을 부르는 흡인력이 한층 좋아질 것이다.

대지에는 행복의 기운이 흐르는 맥이 있어서, 그 맥이 흐르는 곳은 무엇이든 풍부해진다.

집의 중심을 흐르는 맥, 다시 말해서 행운이 통과하는 길을 '행운의 영역'이라고 부른다. 행복하게 되고 싶으면 먼저 여러분이 살고 있는 집에는 행운의 장소가 어디에 위치하는지를 알아야 한다.

행운의 장소를 찾는 방법은 간단하다. 행운은 현관으로부터 들어와 곧바로 집의 중심을 통과해서 대각선상의 끝까지 닿는다. 그러므로 배치도에서 현관과 집의 중심을 직선으로 그은 뒤 그 선을 그대로 연장하여 끝까지 한번 대각선으로 그어 본다. 그 폭은 현관이 있는 주변에서 1/3 정도다. 이것이 행운이 통과하는 길이다.

그러나 북쪽의 현관만은 행운의 영역이 집의 중심까지다. 그 이유는 북반구 공통의 규칙으로, 모든 것은 자력에 의해 북방위로 끌어당기기 때문이다. 하지만 북쪽이 행운의 장소일 때는 그 폭이 현관 주변의 2/3 정도까지 넓어지므로 행운의 양은 다른 방위와 비슷하다.

　행운은 매우 섬세하고 깨끗한 성질을 갖고 있다. 따라서 정리가 제대로 되지 않거나 더러우면 큰 문제가 된다. 행운은 손님처럼 현관으로 들어온다. 만약 현관에 더러운 신발이나 불필요한 물건들이 어지럽게 널려 있으면 행운은 더러움을 피해 다른 집으로 가 버리고 만다.

　가끔 애완 동물의 화장실을 현관에 두는 사람이 있다. 이것은 행운에게 '출입금지'라고 경고하는 것이므로 지금 당장 다른 곳으로 옮기도록 한다.

　그렇다면 '행운'이라는 손님이 기분 좋게 방문하기 위해서는 어떻게 해야 할까? 우선 현관을 깨끗이 하여 기분 좋은 공간으로 만들어 놓는다. 덧붙여서, 현관의 방위와 궁합이 좋은 색의 꽃이나 소품을 장식하면 행운을 부르는 흡인력이 한층 좋아질 것이다.

　행운은 아주 귀한 손님이므로 현관에서 집안으로 모셔 들여야 한다. 그렇게 하기 위해서는 집의 중심에 좋은 기운이 흐르도록 해야 한다.

　현관에 들어선 행운은 바로 집의 중심으로 간다. 그런데 여기에 수장이 있거나 계단, 지저분한 수납 공간이 있다면 모처럼의 행운이 그냥 돌아가 버린다. 만약 집이 어쩔 수 없이 그러한 배치를 가지고 있다면, 행운이 끝까지 흐르게 하기 위해서 수장과 수납 공간 등을 깨끗하게 청소해야 한다.

　집의 중심에 있는 부엌과 화장실 등은 반짝반짝하게 닦아서 청결감을 느끼도록 해야 하고, 수납 공간은 누구에게 보여도 부끄럽지 않도록 정리 정돈해야 한다. 중심에 계단이 있다면 그 옆에 관엽 식물을 놓거나, 최소한 나무 그림이라도 걸어 놓도록 한다. 현관에서 집의 중심에 이르는 길과, 집의 중심에서 대각선상의 끝부분까지인 행운의 장소는 항상 깨끗하고 단정한 상태로 해 놓는다. 쓰레기나 불필요한 것들을 절대로 두어서는 안 된다.

8방위별 행운의 영역(Lucky Zone)

● 남쪽 현관

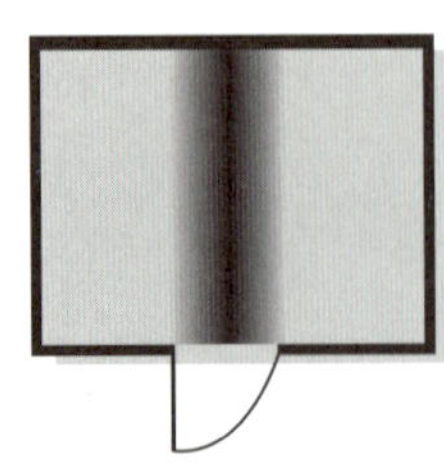

● 북쪽 현관

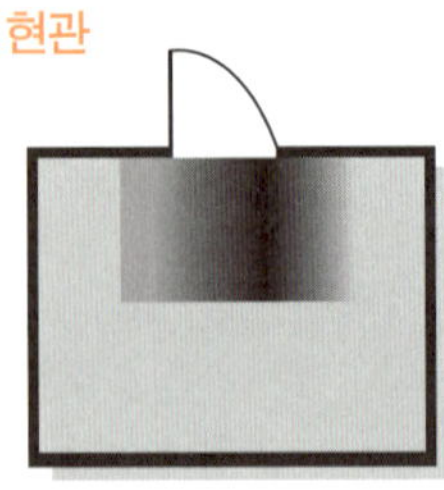

● 남서쪽 현관

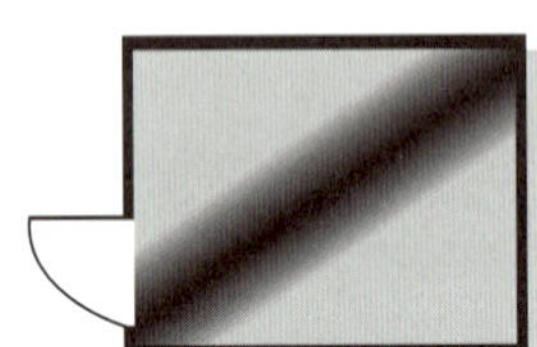

● 동북쪽 현관

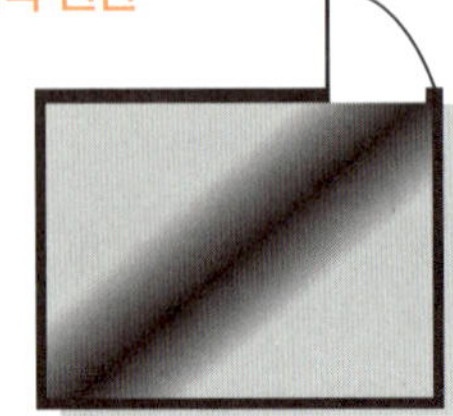

● 서쪽 현관

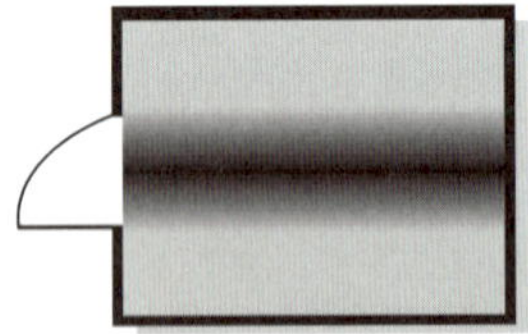

● 동쪽 현관

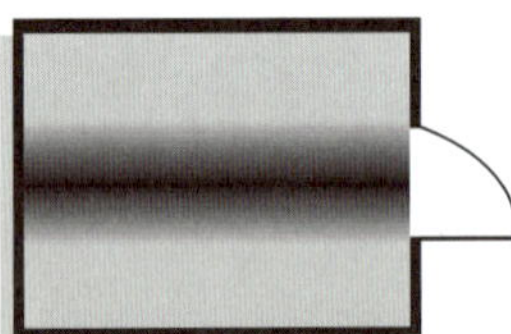

● 북서쪽 현관

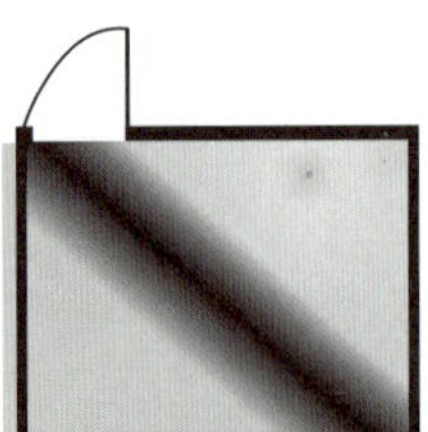

● 동남쪽 현관

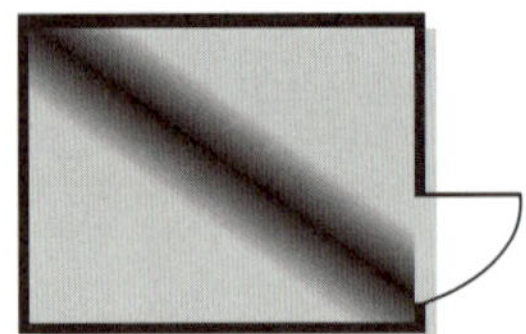

또 다른 방법으로는 현관과 집의 중심, 대각선상의 끝부분, 이 3곳의 포인트에 현관의 방위와 궁합이 좋은 꽃을 꽂아 놓는 것도 좋다. 특히 현관이 동북쪽 아니면 남서쪽인 경우에는 행운의 장소가 동북쪽 → 집의 중심 → 남서쪽처럼 일직선으로 연결될 수 있다. 이런 경우에는 신(神)이 통과하는 길이 되므로 풍수에서는 특별히 조심스럽게 다루는 장소가 된다. 이곳이 더러우면 건강이 나빠질 수 있으므로 행운의 장소와 동북이나 남서의 현관일 때 생기는 장소가 겹칠 때는 특히 주의한다.

자, 그러면 중심이 없는 집의 경우는 어떻게 해야 할까? 이런 경우에 행운의 장소를 찾는 방법은 같다. 현관과 집밖의 중심을 연결해서 그림과 같이 그어 주면 그곳이 행운의 장소가 된다. 그 폭은 중심이 집안에 있는 경우와 마찬가지로, 북쪽이 현관이라면 현관이 있는 주변 2/3가 행운의 장소이며, 그 밖의 방향이 현관이라면 1/3이 행운의 장소가 된다.

실제로 집안에 중심이 없는 배치도로 행운의 장소를 그어 보면 알겠지만 집안에 중심이 있는 배치도와 비교하면 행운의 장소 범위가 약간 작다. 왜냐하면 행운의 기운은 중심을 향해 흐르는 성질을 갖고 있으므로 중심이 집에 없으면 안타깝게도 행운은 밖으로 분산되어 버리기 때문이다.

그렇다고 '우리 집은 행운이 오지 않아!' 하고 체념해 버리면 안 된다. 어떤 흉상의 집이라도 길상으로 바꾸어 행운을 불러 들이는 것이 '건강 풍수'의 원칙이기 때문이다.

만약 중심이 없는 집이어서 행운의 장소가 작아 신경이 쓰인다면 다음과 같은 풍수를 이용하면 된다.

현관의 방위와 궁합이 좋은 색의 꽃과 행운의 소품을 현관에 장식하고, 그것과 똑같은 꽃과 소품을 집의 중심으로 향하는 방향으로 행운의 장소에 장식하

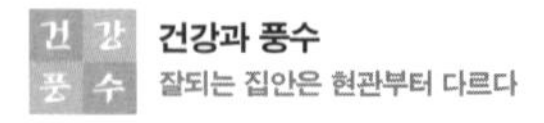

면 운이 좋아진다. 그리고 가능하다면 밖에 있는, 집안의 중심에 해당하는 부분에도 똑같이 하면 한층 효과적이다. 즉 꽃이나 소품이 행운의 다리 역할을 하는 셈이다.

특히 대자연의 선물인 꽃이나 식물 나무는 전달의 힘이 강하기 때문에 흉상의 집에 없어서는 안 되는 중요한 소품이다. 예로부터 풍수에서는 '어려움은 꽃으로 감추고, 식물로 없애라' 는 말이 있다.

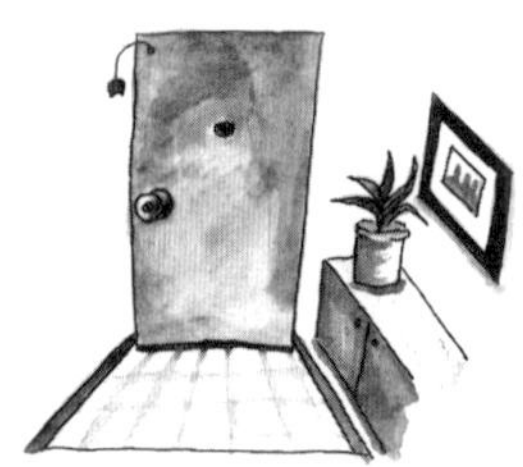

ㄱ자형 집

L자형 집

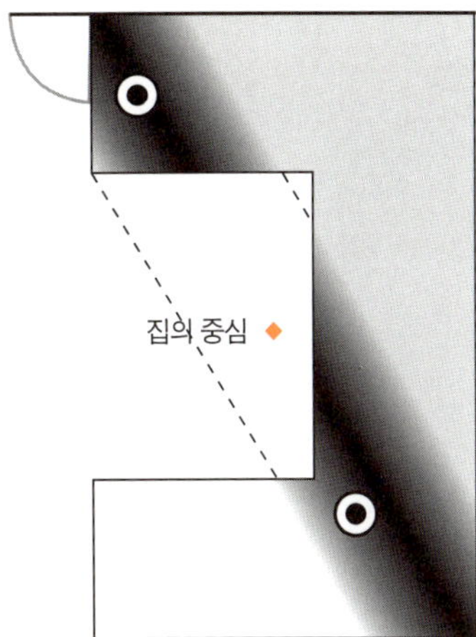

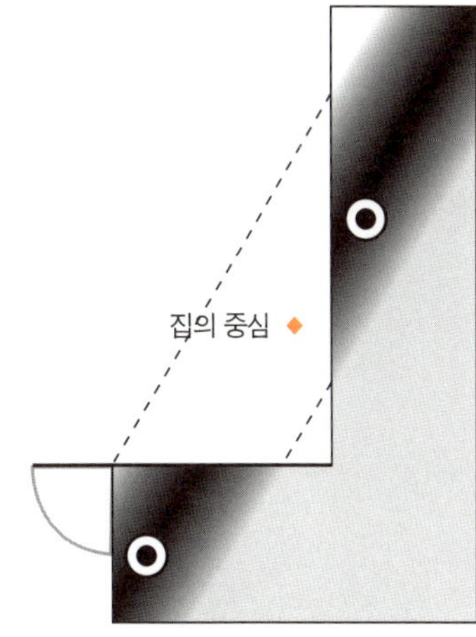

ㅁ자형집

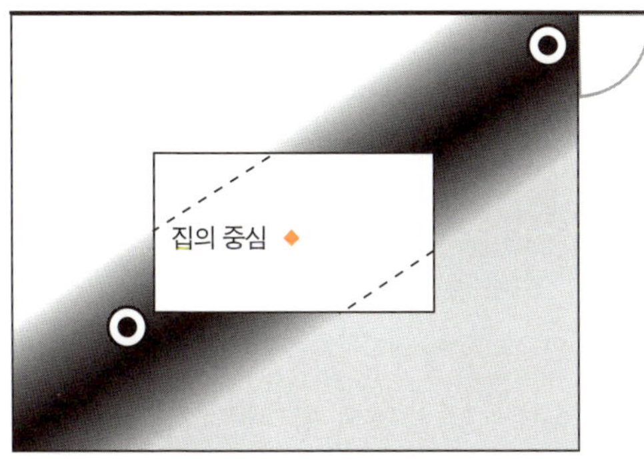

◎ 현관과 궁합이 좋은 색의 꽃이나 행운의 아이템
▨ 행운의 영역

반드시 기억해 두어야 할
8방위의 파워

8방위에는 각각의 다른 기가 흐른다. 여기서는 각각의 방위에서 나오는 파워에 대해서 설명하겠다. 이것은 반드시 기억해야 하는 풍수의 기초 지식이다.

1 북쪽

햇빛이 들지 않는 북쪽은 몹시 차가운 기로 가득 차 있는 방위다.

곰곰이 생각을 하거나, 물건 보관, 보이고 싶지 않은 물건을 감춰 두는 일에는 가장 적합한 방위다. 밝기가 일정하고 안정된 기운이므로 북쪽에 있으면 마음을 가라앉히고 정신을 집중하게 하는 일이 가능하다. 또한 북반구에 사는 사람들에게는 매우 중요한 방위라고도 생각할 수 있다.

키워드 신뢰 · 애정 · 신비 · 저축

행운의 물건 금고, 통장, 인감, 보석

행운의 색 레드 와인, 핑크, 오렌지색, 회색, 흰색, 검정색

② 동북쪽

동북쪽은 '해가 뜨기 전의 방위'라고도 한다. 태양이 떠오르기 직전은 '정'에서 '동'으로 바뀌는 순간이므로 풍수에서는 '인생의 변화'를 지배하는 방위라고 불린다. 예로부터 무섭고 피하고 싶은 방위로 알려져 있지만 그만큼 깨끗이 해 두면 이 방위만큼 파워가 효과적인 방위도 없다.

동북쪽이 길상이면, 기회를 잡아서 성공하거나 혁명에 성공하게 되며, 모든 흉이 길로 바뀌게 된다. 그러나 흉상이면 가난해지고, 좌천되거나 정리 해고를 당할 수 있으며, 돌발적인 사고에 노출될 수 있다.

키워드 변화 · 전업 · 재산 · 후계자

행운의 아이템 책을 얹어 놓을 수 있는 선반, 책상, 책, 잡지, 달력, 식당이나 응접실에 놓은 장

행운의 색 흰색, 엷은 파란색, 노란색, 빨간색

③ 동쪽

태양이 떠오르는 밝고 상쾌한 방위다. 누구라도 아침해를 보면 '자 오늘도 열심히 살아 보자!'는 긍정적인 생각을 갖게 된다.

동쪽은 '모든 일의 시작 · 비상 · 도전 정신 · 건강'의 파워를 가진 방위다. 또 '정보 · 운동 · 속도'를 좌우하는 방위이기도 하다. 집에서 동쪽이 길상이라면

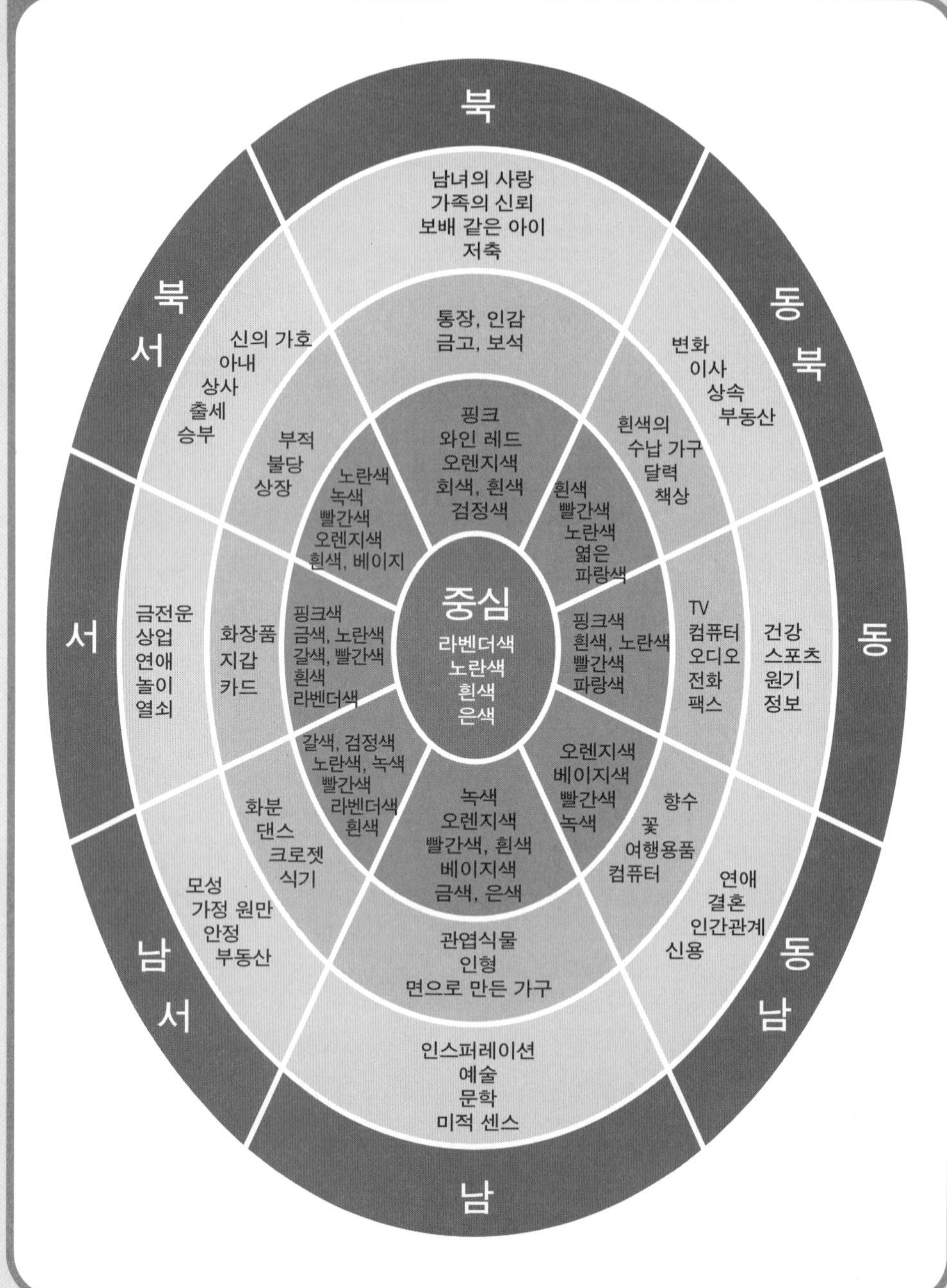
북
동북
동
동남
남
남서
서
북서

남녀의 사랑
가족의 신뢰
보배 같은 아이
저축

통장, 인감
금고, 보석

핑크
와인 레드
오렌지색
회색, 흰색
검정색

변화
이사
상속
부동산

흰색의
수납 가구
달력
책상

흰색
빨간색
노란색
엷은
파랑색

신의 가호
아내
상사
출세
승부

부적
불당
상장

노란색
녹색
빨간색
오렌지색
흰색, 베이지

중심
라벤더색
노란색
흰색
은색

핑크색
흰색, 노란색
빨간색
파랑색

TV
컴퓨터
오디오
전화
팩스

건강
스포츠
원기
정보

금전운
상업
연애
놀이
열쇠

화장품
지갑
카드

핑크색
금색, 노란색
갈색, 빨간색
흰색
라벤더색

오렌지색
베이지색
빨간색
녹색

향수
꽃
여행용품
컴퓨터

갈색, 검정색
노란색, 녹색
빨간색
라벤더색
흰색

모성
가정 원만
안정
부동산

화분
댄스
크로젯
식기

녹색
오렌지색
빨간색, 흰색
베이지색
금색, 은색

연애
결혼
인간관계
신용

관엽식물
인형
면으로 만든 가구

인스퍼레이션
예술
문학
미적 센스

가족 모두가 건강하게 되지만 흉상일 때는 일의 의욕도 없어지고 기분이 가라 앉기 쉽게 되므로 주의가 필요하다.

키워드 일 · 음악 · 운동

행운의 아이템 TV, 컴퓨터, 라디오, 시계, 전화, 악기, 스포츠 용품

행운의 색 핑크색, 파란색, 빨간색, 흰색

4 동남쪽

바람이 부는 동남쪽은 계절로 말하면 봄부터 초여름에 걸친 상쾌한 때에 해 당한다. 풍수에서는 '좋은 인연을 부르는 방위'로 정해져 있다. '말은 동남풍의 바람을 쐬여 키워라' 라는 말도 있다. 결혼이나 연애, 친구, 직장에서의 인간 관 계 등을 좌우하는 방위이면서 여행과도 인연이 깊은 방위다.

키워드 결혼 · 연애 · 인맥 · 여행

행운의 아이템 에어컨, 전화, 여행 용품, 스포츠 용품

행운의 색 빨간색, 오렌지색, 녹색, 베이지

5 남쪽

태양이 가장 높이 뜨는 남쪽은 생체 리듬을 활발하게 하는 방위다.

'해방된다' 는 파워가 있어서, 이 방위가 길상이라면 재능이 생기고, 눈에 띄 는 존재가 되며, 미적 감각이 날카로워지고, 직감이 들어맞는 등의 효과가 나타 난다.

밝은 빛이 마구 내리쬐는 남쪽은 성장을 촉진하는 방위이므로 남쪽에 아이들

방을 배치하면 어른스러운 아이로 자라난다.

키워드　재능 · 예술 · 직감

행운의 아이템　관엽 식물, 금고, 인형, 체중계

행운의 색　녹색, 오렌지색, 흰색, 베이지색, 빨간색

6　남서쪽

태양이 조금 서쪽으로 기울기 시작하는 방위이므로, 시작으로 말하자면 오후 2시부터 오후 4시 정도의 편안한 시간대다. '원만 · 온화함'이라는 파워를 가지고 있다. 이곳이 길상이라면 가정이 원만해지고, 가족의 참을성이 강해지며, 필요할 때 분발할 수 있는 힘이 생기게 된다. 그러나 흉상이라면 가족이 게을러지고 갑자기 늙게 되며, 불만이 많아지는 등 정신적인 면으로 많은 피해를 볼 수 있다.

키워드　가정 · 안정 · 모성 · 침착함

행운의 아이템　댄스 · 옷장 · 식기 · 식기 놓는 선반, 화분

행운의 색　갈색, 검정색, 녹색, 라벤더색, 노란색, 빨간색, 흰색

7　서쪽

태양이 지는 서쪽은 인생의 기쁨과 편안함을 주는 방위다 .

느긋한 시간의 흐름을 느낄 수 있는 방위로, 느긋하게 쉬고 싶거나 즐겁게 놀고 싶은 마음을 생기게 한다.

서쪽은 금전운을 좌우하는 방위이므로, 돈을 제일 좋아하는 노란색을 서쪽에 장식하면 돈이 점점 집안으로 들어옴과 동시에 재물운이 풍부해져서 의식주가 곤란을 겪지 않게 된다. 포상 또는 복권운을 높이고 싶을 때에는 서쪽을 길상으로 만드는 것이 철칙이다.

키워드 돈 · 연애 · 놀이 · 인기

행운의 아이템 거울, 화장품, 지갑

행운의 색 노란색, 흰색, 금색, 라벤더색, 핑크색, 갈색, 빨간색

8 북서쪽

신의 기호를 얻을 수 있는 방위로서, 격이 높은 방위로 중요시된다. 북서는 고요한 밤의 기운이 지배하여 한 집안의 가장의 운을 좌우한다.

북서쪽이 길상이면 남편의 운이 강해지고 상사나 스폰서가 돌봐주는 등의 일이 생기고, 흉상이면 정리 해고되는 불행을 맞을 수 있다. 남성의 기가 강한 방위이므로 이쪽에 부엌 등의 물 쓰는 곳이 있으면 흉상이 되기 쉽다.

키워드 한 집안의 운명 · 출세 · 선조

행운의 아이템 부적, 책상, 옷장, 트로피, 식물

행운의 색 노란색, 흰색, 녹색, 베이지색, 빨간색, 오렌지색, 금색

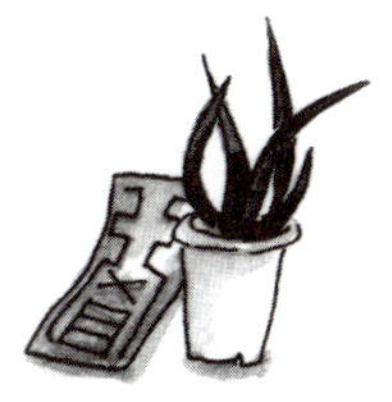

현관과 물을 다루는 곳은
깨끗하게 해 둔다

집안에 맑고 깨끗한 기운이 흐르도록 하기 위해 가장 빠르고 간단하게 할 수 있는 방법은 청소다. 가족과 건강하고 즐거운 시간을 보내기 바란다면 집을 부지런히 청소하도록 한다.

상담자의 집을 방문했을 때 제일 먼저 점검하는 것이 '현관' 과 '수장' 즉 '물이 있는 곳' 이다. 이것은 몇 억대의 맨션이나 원룸, 아파트, 단독 주택 가릴 것 없이 똑같다. 즉 어떤 집이든 제일 먼저 현관과 수장의 상태를 보는 것만으로도 집의 운기가 확연히 보인다.

간단히 말하자면, 현관과 수장이 깨끗하다는 인상을 받은 집에 사는 사람은 활기가 있고 운도 좋지만, 지저분한 곳은 건강은 물론이고 부부 관계며 부모 자식 간의 관계, 금전운 등 모든 일에 있어서 트러블이 생기기 쉬워진다.

도대체 왜 그럴까?

풍수학에서는 현관과 수장을 '액막이 공간' 이라고 부른다. 즉, 현관의 역할은 바깥에서부터 갖고 들어온 액을 없애는 장소, 그리고 욕실이나 화장실 등의 수장은 사람에게 붙은 액을 씻어 없애는 장소가 되는 것이다. 게다가 '액을 없앤다'는 이치로 보면, 현관이나 화장실은 침실이나 거실 등 다른 방과 비교해서 확실히 더러워지기 쉬운 장소다.

만약 더러움을 그대로 방치해 둔다면 '액'은 점점 더 두껍고 단단한 층을 만들게 되어 본래의 목적인 '액을 없애는' 파워가 그만 약해져 버린다. 그리고 현관에서 액을 없애지 않는다면 집안에까지 그 액이 들어와 집안의 기운을 흐려 놓게 된다. 당연히 밖에서 이 집을 위해 찾아 들어온 행운도 그냥 지나쳐 버리게 된다. 마찬가지 이치로, 또 다른 장소인 '수장'에서도 액을 없애지 않으면 몸과 마음에까지 액이 쌓이게 되어 가족의 건강에 영향을 미친다.

항상 현관, 화장실, 욕실, 부엌은 반짝반짝하게 닦아 놓아야 하는 이유가 여기에 있다. 깨끗이 해서 액은 없애고, 집안에 맑고 깨끗한 기운이 흐르도록 해야 한다.

집안에 맑고 깨끗한 기운이 흐르도록 하기 위해 가장 빠르고 간단하게 할 수 있는 방법은 청소다. 가족과 건강하고 즐거운 시간을 보내기 바란다면 집을 부지런히 청소하도록 한다. 만일 주부가 이런 마음가짐으로 집을 깨끗이 한다면, 남편이나 아이들도 '우리 엄마는 깔끔한 사람'이라고 항상 생각하고, 시부모님들도 '기만 센 며느리라고 생각했었는데 집안 살림만은 확실히 하는군' 하면서 새로운 눈으로 보게 될 것이다.

결혼을 고려하고 있는 독신자는 특히 더 청결에 신경을 쓸 필요가 있다. 이성 친구가 집에 놀러 왔을 때 집안이 깨끗하다면 '현관이나 부엌이 이 정도로 깨끗하다면 결혼해도 안심할 수 있어.' 하고 생각할 것이기 때문이다. 특히 독신 여성이 살고 있는 집의 화장실이 깨끗하다면 그것은 '행복한 결혼을 위한 증명서'가 된다.

만일 집이 지나치게 커서 청소가 부담스럽다면, 청소의 포인트를 정해 두면

보다 쉽게 정리된다. 청소의 포인트는 현관에서 시작하여 집의 중심을 통과하는 행운의 영역과, 화장실·욕실 그리고 부엌 등 물 쓰는 장소가 된다. 특히 동북쪽에 현관과 수장이 있는 경우는 건강이 우려되므로 무엇보다 심혈을 기울여 건강운의 손상을 막아야 한다.

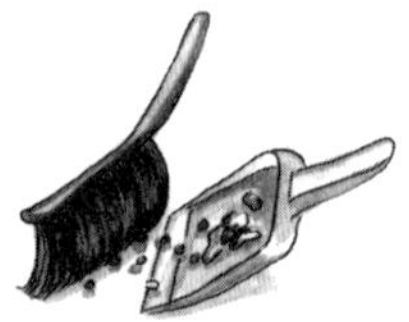

방위가 주는 흉작용이
몸에 미치는 피해

북쪽은 '마음의 방위', 남쪽은 눈, 코, 귀 등 '머리와 관계되는 방위'라고 할 수 있다.

지구에 흐르는 기의 종류는, 방위에 의해서 크게 8개로 나뉘는데, 그 방위가 나타내는 개념은 모든 사물에 적용할 수 있다.

예를 들면, 옛날에는 방위로 시간을 나타냈다. 또한 동북쪽, 동쪽, 동남쪽, 남쪽은 30대의 젊은 사람을 나타내는 '양'의 방위로, 남서쪽, 서쪽, 북서쪽, 북쪽은 40대 이후를 나타내는 '음'의 방위라고 하여 사람의 일생을 방위에 비유했다.

신체의 부위도 방위로 이야기할 수 있다. 북쪽은 '마음의 방위', 남쪽은 눈, 코, 귀 등 '머리와 관계되는 방위'라고 할 수 있다. 다시 말해서, 북쪽이 흉상인 집에 사는 사람은 가만히 있지 못하고 안절부절못하며 마음이 괴롭게 되기 쉽게 되고, 남쪽이 흉상인 집에 사는 사람은 고혈압, 눈, 코, 귀 등의 병으로 고통스럽게 되기 쉽다.

요약하자면, 집에서 가장 약한 방위는 그 방위에 해당하는 신체의 부위에 손상을 입힌다는 것이다. 그래서 '집을 보면 그 사람을 안다'고 말할 수 있는 것이다. 이 관점으로 방위의 흉작용이 신체에 주는 피해에 대해서 생각해 보자. 예를 들어 북쪽이 더러워지면 건강에는 어떤 영향이 나타날까? 그리고 그 손상을 회복하기 위해서는 어떻게 하면 좋을까? 특히 여기에서는 건강에 직접적인 영향을 미치는 현관과 화장실, 욕실과 부엌을 중점적으로 알기 쉽게 설명하겠다.

건강은 돈으로 살 수 없는, 세상에서 가장 귀한 '보물'이다. 건강한 마음과 몸만 있다면, 여러분은 세상의 모든 행복을 얻은 것이다. 여러분 자신은 물론 가족 모두가 밝고 건강한 생활을 할 수 있도록 오늘부터 곧바로 건강 풍수를 실행하기 바란다.

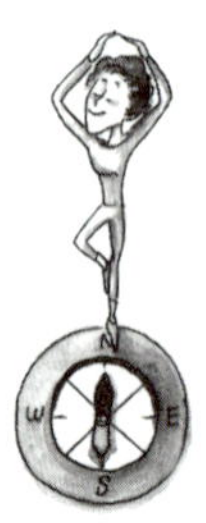

북쪽 – '여성의 생리'를 지배하는 방위

빛이 거의 들어오지 않으며, 어둡고 조용한 기(氣)가 감도는 북쪽은 '음의 방위' 다. 북쪽은 '남녀의 애정·부모와 자식 간의 신뢰·정신 집중' 등, 눈에 보이지 않는 '마음' 에 관한 부분을 관리한다.

북쪽이 길상이라면 그 집에 사는 사람은 마음이 안정되어 차분하게 되고, 웬만한 일에는 흔들림 없는 강한 정신력이 생기게 된다. 주위의 사람으로부터 '배려할 줄 아는 사람·부드럽고 친절한 사람·사려 깊은 사람' 이라는 인상을 주게 된다.

하지만 북쪽에 흠이 있거나, 물을 사용하는 장소가 지저분해서 흉상이 되면 마음이 불안해서 차분하지 못하고, 갈등이 일어나기 쉬우며, 이유도 없이 초조해지고, 자기 자신에게 자신감이 없어져 매사에 소극적인 사람이 될 수 있다. 그렇게 되다 보면 애인이나 남편, 부인, 아이들 등 주위 사람에 대해서 간섭이 많아져, 결국 상대로부터 잔소리꾼으로 취급당하게 된다.

북쪽은 마음의 여유를 가지게 되는 방위임을 명심하고, 필요하지 않은 물건들은 지저분하게 놓아두지 말고, 검소하고 청결한 공간이 되도록 해야 한다.

또한 북쪽은 신장이나 비뇨기 계통 등 하반신을 관리하는 방위이기도 하다. 특히 화장실이 북쪽에 있으면 냉한 체질이 되거나 부종, 방광염으로 고민하는 경우가 많다.

더욱이 북쪽은 여성에게 중요한 '수태'의 방위이기도 하다. 즉, 북쪽은 자궁과 깊은 관계를 갖고 있다. 그러므로 북쪽이 길상이 아닌 집에 살고 있는 여성은 생리 불순과 생리통, 생리 전후의 초조함, 임신 중 트러블, 불임증 등에 조심해야 한다. 마음과 몸 모두 건강한 여성이 되고 싶으면 먼저 북쪽을 길상으로 만들도록 한다.

도시 사람들이 주거 형태 가운데서 가장 선호하는 아파트의 방 배치를 보면, 빛이 들어오는 곳을 안방으로 하기 위해서 북쪽을 현관이나 부엌 등으로 배치하는 경우가 많다. 북쪽이 손상되면 그 집의 주부나 젊은 여성의 건강에 해를 끼치기 쉬우므로, 항상 좋은 풍수가 되도록 노력하여 확실하게 파워를 받도록 해야 한다.

북쪽과 궁합이 좋은 것은 핑크와 오렌지, 레드 와인 등 따뜻한 계열의 색이다. 북쪽은 어떻게 해도 어둡고 쓸쓸한 분위기가 되기 쉬우므로 검정이나 회색 등 모노 톤은 피하는 것이 좋다. 청결감이 있는 흰색을 바탕으로 밝고 예쁜 색의 꽃이나 물품을 넣어 둔다면 기분도 따라서 밝아질 것이다. 그리고 북쪽의 화장실이나 욕실은 온도가 낮기 때문에 감기를 조심해야 한다. 겨울에는 특히 내복을 입는 습관을 들여서, 하반신이 차가워지지 않도록 한다.

1 북쪽 현관

바닥이 더럽고 신발들이 어지럽게 방치되어 있다면 정신적으로 스트레스가 쌓이기 쉽게 된다. 특히 현관의 타일이 깨져 흠이 생겼다면 타인에 대해 낯가림이 심하게 되거나, 열등감으로 고민하게 된다. 이렇게 되지 않으려면 현관을 깨끗하게 청소하고, 빨간색 또는 핑크색의 꽃으로 장식한다. 만약 벽이 지저분하거나 흠집이 나 있다면 작은 거울을 걸어 두도록 한다.

2 북쪽 화장실

냉한 체질이나 부종, 감기, 방광염, 비장병, 생리통에 주의가 필요하다. 특히 북쪽 정중앙에 변기가 있으면 그런 경향이 강하게 나타난다. 실내의 인테리어는 흰색이나 아이보리색, 엷은 핑크색 계열로 하고 조명도 밝은 것으로 갈아 끼운다. 창문이 없다면 라벤더색의 꽃을 꽂아 놓는 것도 길하다. 가능하다면, 겨울에는 난방이 되는 변좌로 하반신을 따뜻하게 한다.

3 북쪽 욕실

욕조가 더럽거나 타일에 검은 곰팡이가 끼여 있으면 애정이 흔들리거나 마음이 허전하다고 느끼게 된다. 특히 욕조에 물을 받아 놓고 쓰는 습관이 있다면 남편이 밖에서 돈을 쓰는 버릇이 생기므로 주의한다. 만약 바람기를 방지하고 싶다면, 핑크색의 목욕 도구가 효과적이다.

4 북쪽 부엌

근면하고 열심히 사는 여성이 된다. 그러나 정중앙에 가스 레인지와 싱크대가 있으면 작은 일에도 마음이 혼란스럽고, 자기 자신이 한탄스럽게 느껴져 마음속에 점점 불안이 겹치게 되어 잔소리가 많아진다. 가스 레인지에는 소금을 담은 그릇을 놓고, 싱크대에는 빨간색이나 핑크색의 꽃과 관엽 식물을 장식하여 흉작용을 억제한다.

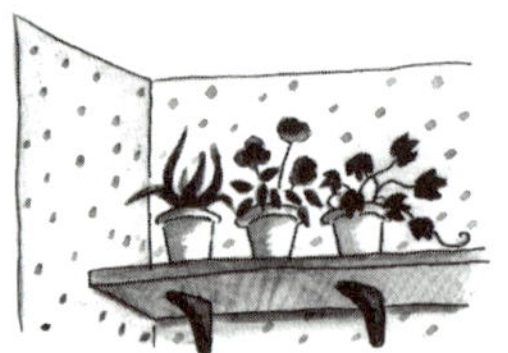

● 북쪽 욕실   물은 받아 두지 않는다. 지저분하게 하거나 검정색 곰팡이를 생기게 하지 않는다

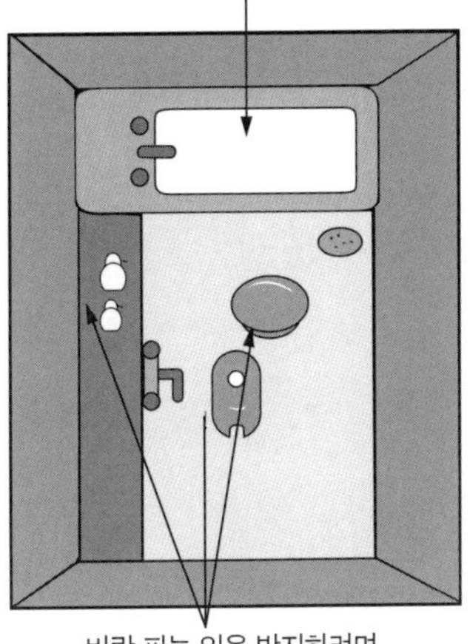

바람 피는 일을 방지하려면
핑크색 목욕 도구를 사용한다

● 북쪽의 현관

지저분하다면
작은 거울을 둔다

빨간색 꽃을 둔다

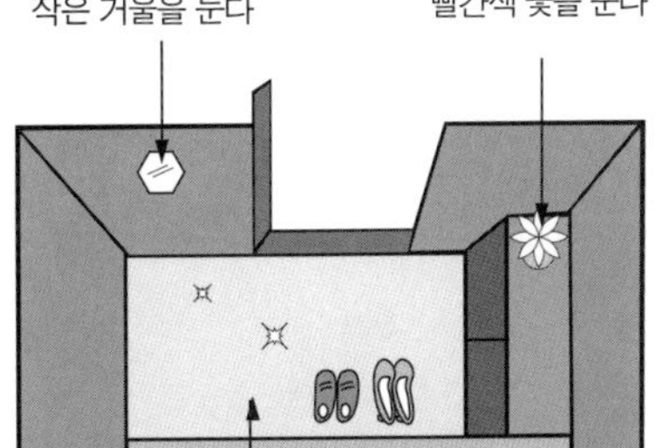

신발은 모두 수납한다
깨끗이 청소

● 북쪽 부엌

레인지 옆에
소금을 둔다

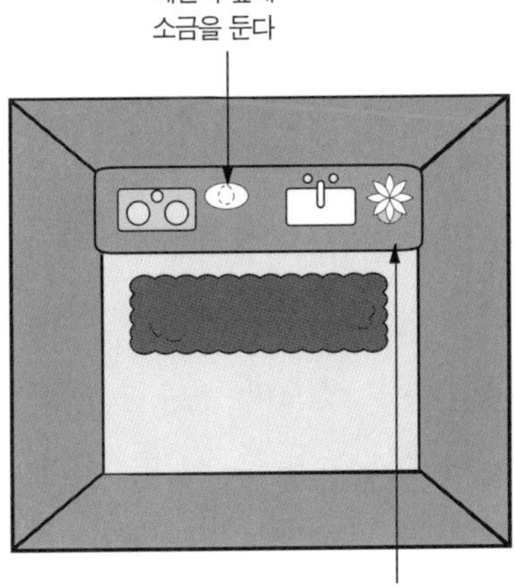

빨간색이나 핑크색 꽃
또는 관엽 식물

● 북쪽 화장실

겨울에는 난방이 되는
변좌를 놓는다

창이 없으면 라벤더색
꽃을 놓는다

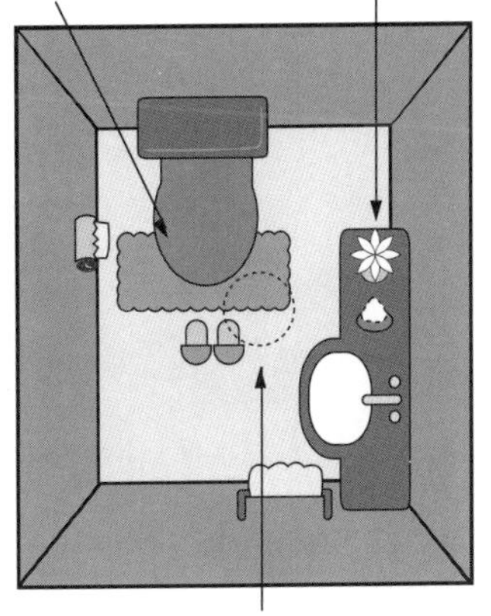

백색이나 아이보리, 핑크색 계
열로 통일. 밝은 조명

동북쪽 – '통증'을 지배하는 방위

동북쪽은 완전히 새로운 기가 발생하는 곳이므로 '민감·순수·변화 무쌍함' 이라는 성질을 가지고 있으며, 순수한 만큼 유난히 더러움을 싫어하는 특징이 있다.

동북쪽은 '신(神)' 이 위엄을 발휘하는 신성한 방위다. 동북쪽에서 발산하는 파워는 매우 크므로, 다른 어떤 방위보다 중요하게 취급해야 한다. '모르고 저지르면 묵인하고, 알고 저지르면 목숨을 잃는다.' 고 하여 옛날부터 화장실이나 현관을 만들지 않았던 방향이다.

본래 동북쪽은 새로운 에너지가 태어나는 방위다. 새로운 '양' 의 에너지는 동북쪽으로부터 생기므로 시계 방향인 동쪽, 동남쪽, 남쪽으로 순환하여 '음' 의 에너지가 태어나는 남서쪽에서 교대한다. 동북쪽은 완전히 새로운 기가 발생하는 곳이므로 '민감·순수·변화 무쌍함' 이라는 성질을 가지고 있으며, 순수한 만큼 유난히 더러움을 싫어하는 특징이 있다.

동북쪽이 길상면 모든 일이 좋은 쪽으로 변화하고, 칠전팔기(七顚八起)의 승부로 이기며, 모든 일에 성공하고, 재산이 늘어나게 되지만, 흉상이면 불리한 일을 책임지게 되고, 운이 없어지며, 상속 문제로 분란이 일어나는 경우가 생기게 된다.

특히 흉작용에서도 건강이 문제되기 쉽다. 따라서 동북쪽을 제대로 신경 쓰지 못해서 청소를 하지 않았거나 물을 사용하는 곳으로 되어 있다면 뼈가 부러지거나 무거운 것을 들 때 허리가 삐끗하게 되고 부상을 입는 등 심한 통증을 동반한 트러블이 많이 발생한다. 어제까지는 건강했는데, 돌발 사고로 갑자기 입원하는 유형이 다른 방위보다 많이 일어나는 것이 특징이다.

동북쪽은 '남(男) 귀문'이라고도 불린다. 남성을 상징하는 방향으로서, 남성의 운에 큰 영향을 준다. '남편의 허리가 삐끗했다', '남편이 구조 조정을 당했다', '사고로 아들의 부상이 끊이질 않는다', '아들이 불안해 보인다' 등등의 경우는 동북쪽이 손상되어 있는 경우가 많다. 더구나 동북쪽과 남서쪽이 동시에 흉상이라면 병이 자꾸 길어지거나, 치유될 병이 점점 위중해지는 등 좋지 않은 일이 생기므로 주의해야 한다.

그렇다고 짐작이 되는 사람은 방의 배치도를 점검해 보라. 귀문의 손상을 예방하고자 한다면 실내를 흰색의 인테리어로 통일한다. 흰색은 더러움이 금방 눈에 띄는 색이어서 자연스럽게 청소의 횟수가 늘어나기 때문이다.

귀문이 옅은 푸른색이라면 나쁜 것이 가까이 오지 못한다. 귀문이 빨간색이라면 행운이 강하게 작용하며, 건강 파워가 강해진다. 궁합이 좋은 소품은 네모난 상자이며, 백설이 덮인 장중한 산의 그림을 장식하는 것도 좋다.

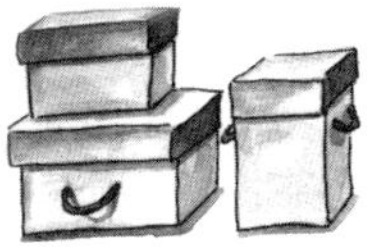

1 동북쪽 현관

현관 앞에 골프 가방이나 유모차 등을 놓아두면 출입할 때마다 다치게 된다. 또, 바닥이 더러워 거무스름하면 전근이나 이사 갈 일이 많게 된다. 그러므로 스포츠 용품 등은 현관에서 치워 버리고, 신발은 모두 신발장에 수납하여 현관 앞을 깨끗이 정리하며, 현관 앞에는 아무것도 놓지 않도록 한다.

그래도 집안이 안정되지 않는다면 1주일에 1회, 소금을 그릇에 담아 놓는다.

2 동북쪽 화장실

만성 어깨 결림이나 요통, 무거운 것을 들 때 삐는 허리, 관절의 부상에 특히 주의해야 한다. 화장실이 심하게 더러우면 눈병을 앓게 된다.

인테리어는 흰색을 기본으로 하되, 자식운을 상승시키고 싶을 때는 흰색에 오렌지색을 더하면 된다. 창문이 있다면 부지런히 환기하여 신선한 공기로 유지하고, 창문이 없는 경우는 라벤더색의 꽃이나 소품, 그리고 그릇에 소금을 담아 놓고 화장실의 기운을 맑게 한다.

3 동북쪽 욕실

욕조나 배수구의 더러움을 방치하면 미끄러져 넘어져 큰 부상을 입거나, 목욕을 할 수 없는 부상이나 병에 걸리는 일이 있다. 또한 면도기를 쓰던 그대로 꺼내 놓은 채라면 깊게 베는 상처(창상)를 입을 가능성도 있으므로 사용하지 않을 때는 치워 둔다.

4 동북쪽 부엌

　화상, 창상, 자상(찔려서 생긴 상처)에 특히 주의해야 한다. 가스 레인지 주위의 기름때는 부지런히 닦아 내고, 부엌칼이나 작은칼은 정해진 장소에 수납한다. 이쪽 부엌을 사용하는 여성은 금전 감각이 없게 되기 쉽다. 그러나 실내를 흰색이나 노란색으로 바꾸면 집을 살 수 있는 돈이 모인다.

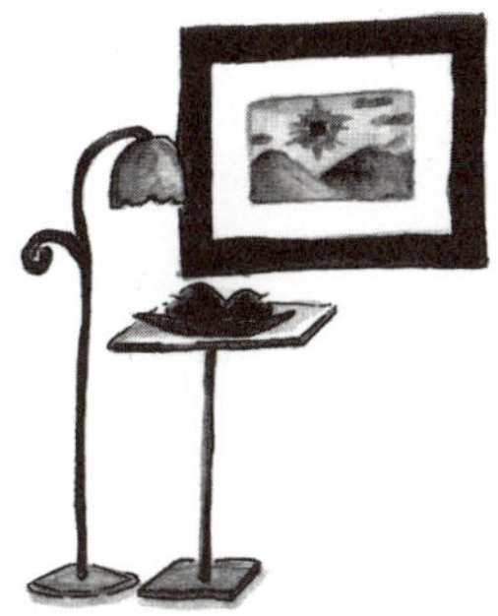

동북쪽의 흉작용과 대책

● 동북쪽 욕실

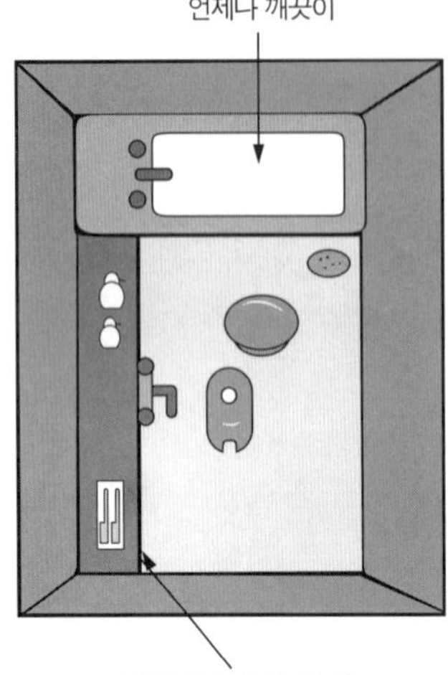

● 동북쪽의 현관

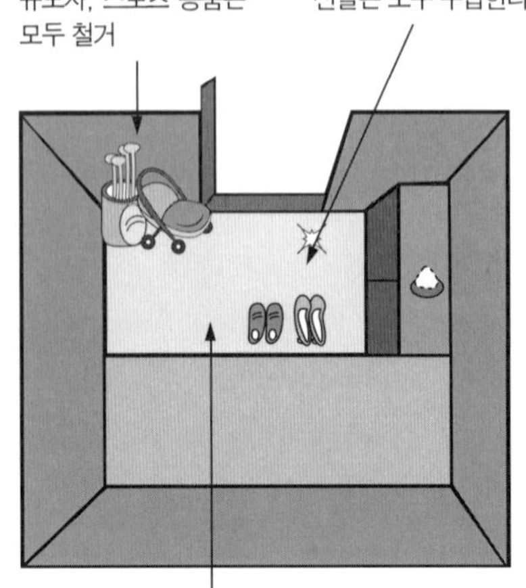

깨끗하게 청소. 현관 앞에는 무엇이든 두지 않는다. 마음이 편하지 않을 때는 1주일에 1회 소금을 둔다

● 동북쪽 부엌

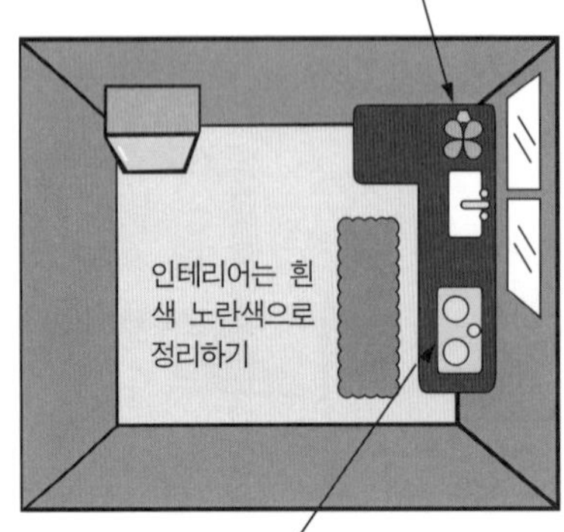

레인지 주위는 기름이나 음식물로 더러워져 있지 않게 세심한 주의를 하기

● 동북쪽 회장실

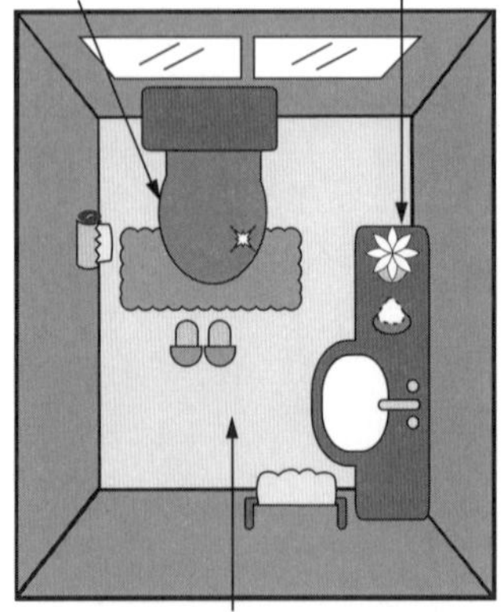

인테리어는 흰색으로 통일 (내장재, 소품) 아기를 갖게 하는 문은 흰색+오렌지색

동쪽 - '원기'를 지배하는 방위

동쪽의 파워가 약해지면 무기력해지고 자신이 없어지며, 젊음을 잃게 되고, 더 심하면 집에만 있고 싶다는 마음이 들어 '자폐증'까지 일으키는 경우가 생길 수 있다.

태양이 떠오르는 동쪽은 '사물의 시작'이나 '탄생'을 상징하는 활기에 넘치는 방위다. 또 '건강·원기·활기·적극성·생명력'을 지배하는 '양'의 방위이기도 하다. 그러므로 건강하고 싶다면 먼저 동쪽의 파워를 흡수해야 한다.

풍수에서는, '아침해는 모든 생명의 근원'이라고 하여, '동쪽이 길상이면 건강하게 살 수 있다'고 한다. 즉 아침해가 비추고 통풍이 잘되는 집은 '대길한 집'이며, 이런 집은 가족 모두가 언제까지라도 밝고 건강하게 생활할 수 있다. "옛날에는 몸이 약했는데, 아침해가 비추는 집으로 이사하고 나서 병이 없어졌다", "동남 방향의 방으로 옮기고 나서 빨리 자고 빨리 일어나는 습관이 생겨 몸 상태가 좋게 됐다.", "아침해가 비추는 집에 살면 언제까지라도 늙지 않는다"는 이야기를 자주 듣는다. 바로 이것은 동쪽의 '건강한 힘' 덕분이다.

특히 한 집안의 장남은 아침해의 광명을 받으면서 키우는 것이 좋다. 이처럼 한참 자라나는 아이들이나 10대나 20대의 젊은 사람에게 동쪽의 파워는 빠져서는 안 될 중요한 것이다. 아침의 햇빛을 받으면서 자란 아이는 '출세'와 '성공'을 할 수 있는 운이 생기기 때문이다.

현관이나 물 쓰는 액막이 공간은 보통 어느 방위에 있어도 흉상이 되기 쉽지만, 동쪽과 동남쪽에 한해서는 흉작용이 둔해진다. 더욱이 실내에 창문이 있어 아침해가 들어온다면, '흉작용은 반으로 준다'고 생각해도 된다. 아침의 햇빛에는 액을 증발시키는 '정화의 파워'가 있기 때문이다. 이것은 정말로 대자연의 선물이다. 그러나 창문이 있다고 해도 실내가 지저분하다든지, 아니면 창문이 없어 집안이 눅눅하다든지 하면 흉상이 된다.

동쪽의 파워가 약해지면 무기력해지고 자신이 없어지며, 젊음을 잃게 되고, 더 심하면 집에만 있고 싶다는 마음이 들어 '자폐증'까지 일으키는 경우가 생길 수 있다. 또한 동쪽은 목이나 호흡기 계통, 간장에 관계가 깊은 방위여서, 동쪽의 청소를 게을리하면 천식이 생기거나 간장이 나빠지기도 하고 실어증까지 초래할 위험이 있으므로 주의해야 한다.

아침에 해가 비추지 않는 경우에는 아침에 뜨는 해의 그림이나 빨간색 사과를 동쪽에 놓으면 좋다. 동쪽에 스탠드를 놓고 밝은 조명을 받아도 길하다.

궁합이 좋은 색은 핑크색, 빨간색, 흰색이다. 이 3가지 색을 사용한 스트라이프(줄무늬) 모양의 천이나 물건은 '건강'을 나누어준다.

1 동쪽 현관

길상의 현관이다. 특히 아침에 햇빛이 들어오면 대길하므로 어떠한 상황이라도 긍정적으로 생각하게 되고, 무슨 일이든지 적극적인 성격을 가지며, 언제나 끈기가 탁월하게 된다. 그러나 양지바르지 않거나 현관이 지저분하면, 기분파가 되거나 패기가 없어지고 허리가 아프게 되는 흉 작용이 생기게 된다. 이럴 때 현관에 빨간 꽃이나 시계를 놓아두면 파워가 회복된다.

2 동쪽 화장실

볕이 지나치게 많이 들어오는 화장실은 반대로 스트레스가 잘 쌓이게 된다. 파란색과 흰색의 인테리어로 정돈하면 마음이 진정된다. 왠지 기운이 없을 때는 변기와 바닥 그리고 벽을 빤짝빤짝하게 닦아 놓고 빨간색 소품을 놓아두자. 화장실에서 책이나 신문을 읽는 습관은 고치는 것이 좋다.

3 동쪽 욕실

아침 햇살이 들어오는 욕실이라면 매우 길하다. 목욕으로 확실히 액을 없앤다면 사고 방식이 긍정적이 된다. 그러나 창문이 없거나 좁은 욕실이라면 체력에 자신이 없어지고, 장래에 발전성이 없어지는 흉작용이 일어나기 쉬우므로 빨간 꽃을 장식하여 길상으로 만들어 본다.

4 동쪽 부엌

'동쪽에서 먹고 서쪽에서 자라' 는 풍수 격언이 있을 정도로 동쪽의 부엌은 건강에 매우 길하다. 아침 햇빛은 음식에 싱싱함의 파워를 주어 영양이 많게 되므로 어린이, 어른, 노인 모두 건강하게 된다. 아침 햇빛이 들어오지 않는 경우에

는 동쪽과 궁합이 좋은 핑크와 빨간색, 파란색, 흰색의 부엌 용품
으로 바꿔 본다.

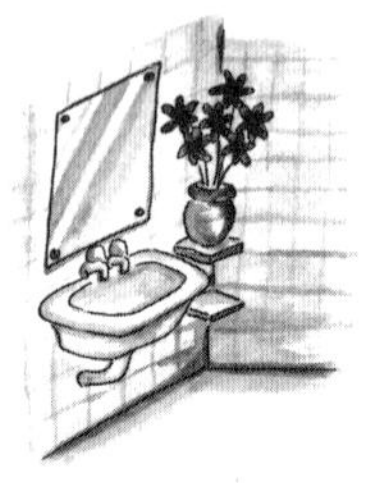

● 동쪽 욕실

아침해가 들어오는
욕실은 대길

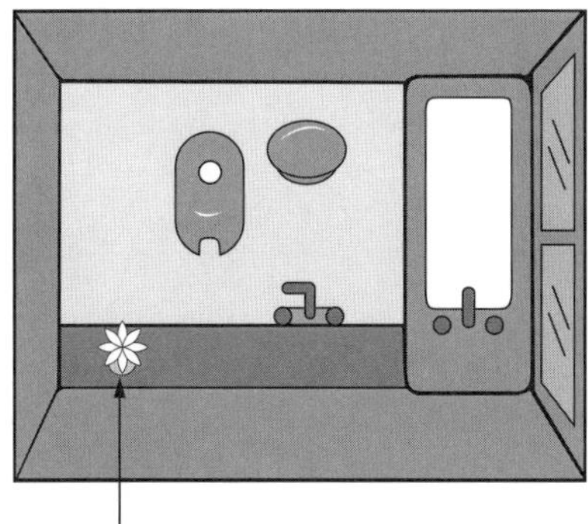

창이 없거나 욕실이 좁으면
빨간색 꽃을 장식한다

● 동쪽 부엌

건강에 대길

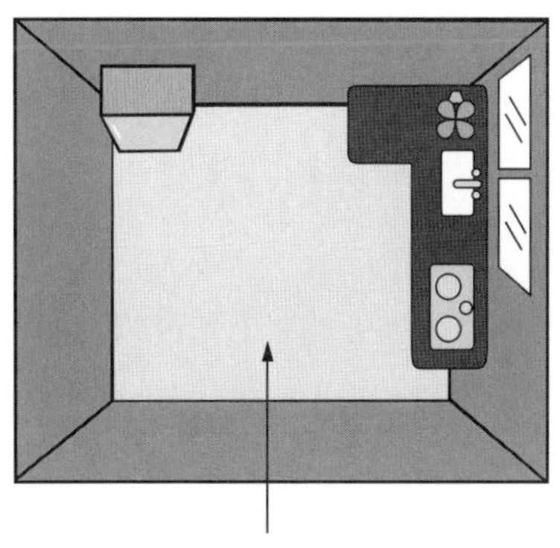

아침해가 들지 않는 경우 부엌
용품은 핑크, 빨강, 파랑, 하양

● 동쪽 현관

볕이 잘 들지 않는다면
빨간 꽃과 시계를 놓는다

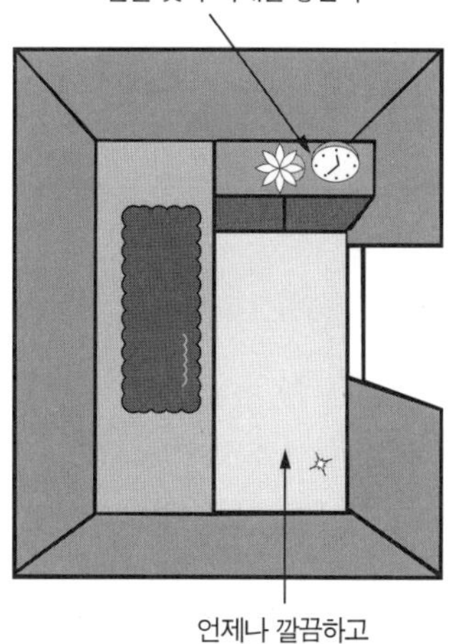

언제나 깔끔하고
깨끗하게 청소

● 동쪽 화장실

기력이 없을 땐 변기,
바닥, 벽을 번쩍번쩍
하게 닦는다

볕이 너무 많이 들어오면
파란색과 흰색으로 통일

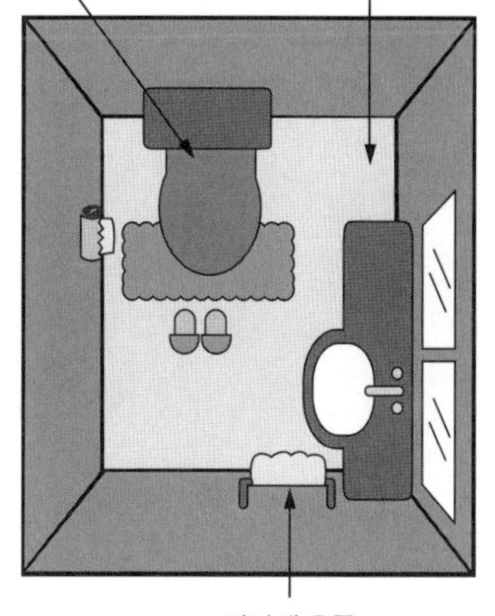

빨간색 용품

동남쪽 – '피부'를 지배하는 방위

기분이 우울해질 때는 동남쪽 욕실의 목욕 용품을 모두 오렌지색 또는 오렌지색과 흰색의 줄무늬로 바꾸면 마음이 상쾌해진다.

밝은 빛으로 넘치고 상쾌한 바람의 부는 동남쪽은 큰 병과는 인연이 없는 방위다. 그러나 흉상으로 되면 피부가 거칠어지거나 아토피성 피부염 등 여성으로서 무시할 수 없는 피부 트러블이 생기게 된다. 아름다운 피부를 유지하고 싶다면 동남쪽을 깨끗하게 한다.

동남쪽은 '악취'를 싫어하는 방위이므로, 이 방향에 부엌이나 화장실이 있다면 특히 주의해야 한다. 환풍기나 배수구는 언제나 깨끗하게 해 둔다. 쓰레기통은 정기적으로 씻고 그 안에는 1주일에 1회 정도 굵은 소금을 가볍게 뿌려 둔다.

그냥 지나치기 쉬운 것이 욕실의 세면기와 목욕용 의자, 그리고 매트의 뒷면이다. 앞면은 깨끗하다 해도, 뒷면은 의외로 더럽다. 확실하게 빨고 닦아서 햇빛에 잘 말려서 정결하게 해 놓는다. 또 샴푸나 린스 용기도 밑바닥까지 깨끗하게 닦아 놓는다.

열심히 마사지를 받아도 왠지 피부가 깨끗하지 않다고 느껴질 때는 동남쪽의 욕실이나 부엌, 화장실을 점검해 보라. 분명히 '눈에 보이지 않는 부분'이 더러워져 있을 것이다. 매끈매끈하고 반들반들한 피부가 되고 싶다면, 그곳에 보이지 않는 '뒷면'의 더러움도 확실하게 닦아 내야 한다.

동남쪽이 흉상이면 부종이나 신경통, 감기에 쉽게 걸린다. 본래 동남쪽은 좋은 인연과 소식을 가져다 주는 방위다. 그러나 지저분해지면 흉상이 되어 병의 원인과 스트레스가 집안으로 스며든다. 특히 동남쪽에 애완 동물의 화장실이나 쓰레기통을 놓아두는 일은 절대 삼가해야 한다. 가까운 곳에서부터 아무 근거도 없는 소문이 나거나, 인간 관계에 트러블이 발생하며, 지나친 신경을 쓰게 되어 몸 상태가 나빠진다.

이런 경우에는 우선 악취의 근원을 동남쪽으로부터 없애고, 그 대신에 '향기 나는 꽃'으로 장식한다. 궁합이 좋은 것은 오렌지색, 빨간색, 녹색 등의 꽃과, 나무에서 볼 수 있는 '자연의 색'이다. 이불이나 소품은 빨간색이나 오렌지색을 바탕으로 하는 꽃무늬나 줄무늬가 대길하다.

인간 관계로 인해 스트레스가 쌓였을 때는 동남향을 오렌지색으로 장식하는 것이 원칙이다. 오렌지색은 과거에 매달리는 마음을 비리고 진취적인 성격이 되게 하며, 작은 일을 신경 쓰지 않게 하고 마음가짐을 새롭게 가지게 하는 파워를 가진 색이다.

기분이 우울해질 때는 동남쪽 욕실의 목욕 용품을 모두 오렌지색 또는 오렌지색과 흰색의 줄무늬로 바꾸면 마음이 상쾌해진다. 기분이 상쾌해지면 얼굴빛까지 밝아져서 가만히 있어도 빛나게 된다. 동남쪽을 길상으로 만들어서 마음과 얼굴 모두 아름다운 사람이 되도록 해 보자.

1 동남쪽 현관

집안이 크게 길하게 된다. 특히 작은 돈을 취급하는 자영업자가 동남쪽의 현관을 길상으로 만들면 부지런한 사람이 되어 다른 사람보다 10배나 많은 돈을 벌게 된다. 큰 병을 앓을 일은 없지만 인공적으로 강한 향기를 내는 방향제는 좋지 않으므로 삼간다. 그 대신 천연의 허브나 꽃을 장식하여 '상쾌한 자연의 향기'를 감돌게 하는 것이 좋다.

2 동남쪽 화장실

피곤하면 부종이 생기는 사람은 실내 인테리어를 파스텔핑크나 파스텔그린 같은 온화한 색으로 통일하면 좋다. 감기가 잘 걸린다면 조명을 밝은 것으로 바꾸고 부지런히 환기해야 한다. 검은색이나 회색 같은 모노톤의 물건을 되도록 놓지 않도록 한다. 그리고 변기 닦는 솔은 보기 흉하게 되기 전에 새것으로 바꾼다.

3 동남쪽 욕조

욕조의 따뜻한 물은 사용한 뒤에 바로 뺀 뒤에 창문을 열어 실내를 충분히 건조시킨다. 창문이 없다면 환기구를 이용한다. 습기가 남아 있으면 습진이나 피부 트러블이 생겨 고민하게 되므로 주의하자. 목욕할 때는 더운물에 굵은 소금을 뿌려 두면 좋다.

4 동남쪽 부엌

동남쪽 부엌은 여성에게 행복을 가져다 준다. 창문이 있으면 마음과 몸이 모두 건강하고, 집안에 '기쁜 소식'이 자주 날아 들어온다. 그러나 '나에게는 왜 좋은 일이 조금도 생기지 않는 걸까?'라고 생각한다면, 환풍기나 음식 찌꺼기를 넣는 쓰레기통을 먼저 점검해 보라. 아마 꽤 많이 더러워져 있을 것이다. 부엌에 창문이 없는 경우는 부엌에서 쓰는 수건이나 매트를 깨끗하게 세탁하여, 햇빛이 잘 들고 바람이 잘 통하는 곳에 말려서 자연의 파워를 충분히 흡수하게 한다.

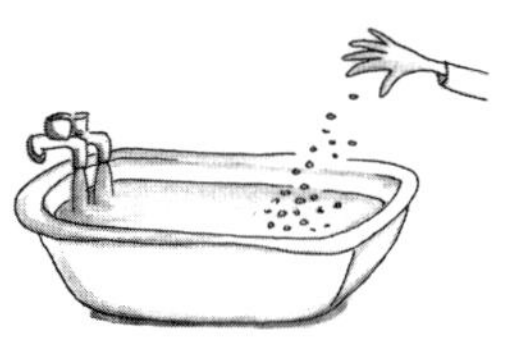

동남쪽의 흉작용과 대책

● 동남쪽 욕실

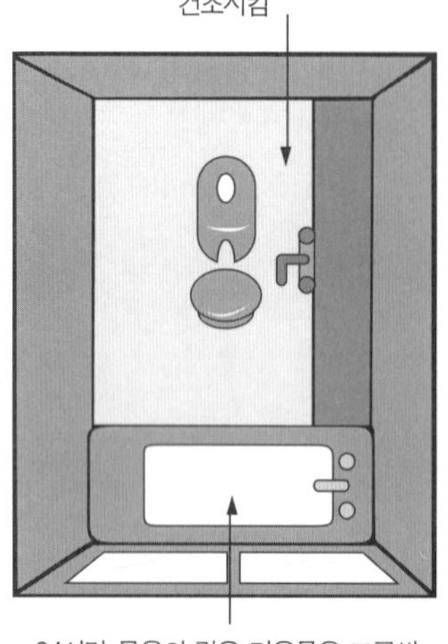

24시간 목욕의 경우 더운물을 조금씩
갈고 굵은 소금을 뿌림.
사용 후 더운물은 곧 버린다

● 동남쪽 현관

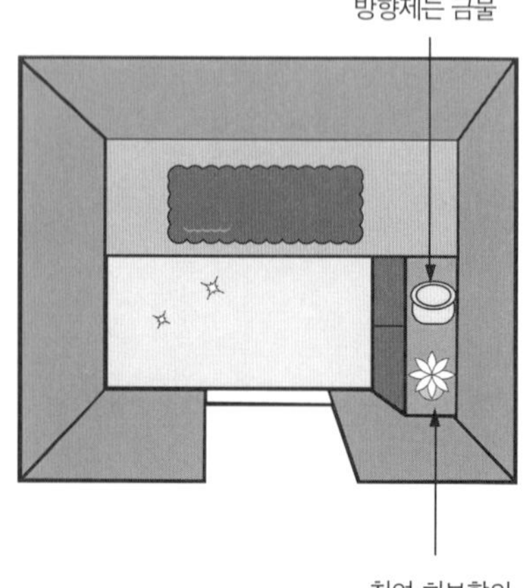

천연 허브향의
꽃을 장식

● 동남쪽 부엌

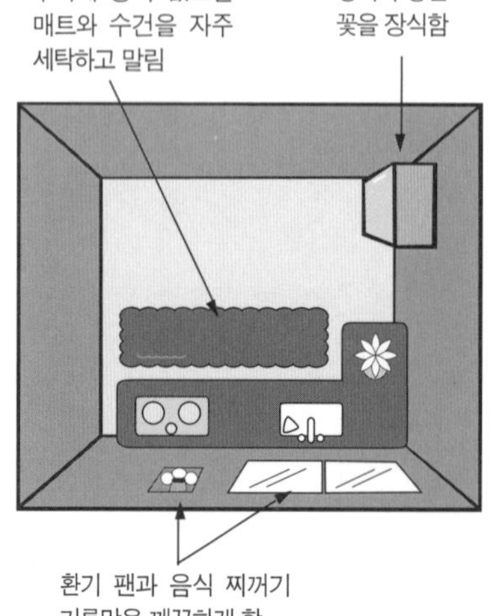

환기 팬과 음식 찌꺼기
거름망을 깨끗하게 함

● 동남쪽 화장실

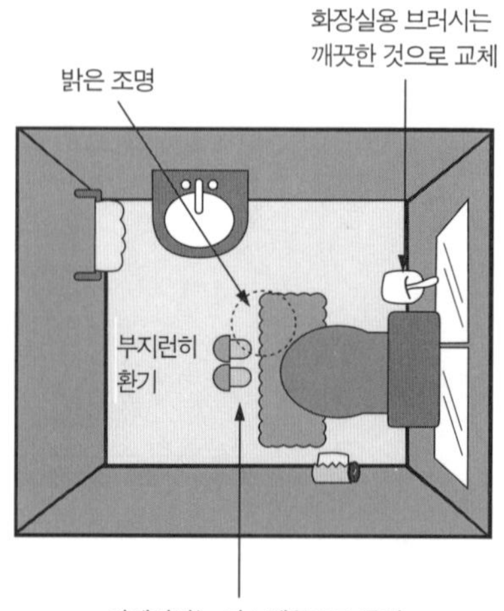

인테리어는 파스텔톤으로 통일
모노톤 실내화는 놓지 않음

남쪽 – '머리'를 지배하는 방위

남쪽의 파워를 높여 주는 색은 '녹색, 오렌지색, 흰색, 금색, 은색' 이다. 남쪽의 노란색은 지금까지의 생활에 변화를 일으키는 풍수로서, 복권에 당첨되거나 상금운이 좋아진다.

남쪽이 흉상이 되면 목부터 머리까지 트러블이 나타난다.

북쪽이 '마음' 과 '하반신' 을 관리하는 방위라면, 남쪽은 '뇌' 와 '머리' 를 관리하는 방위다. 질감과 영감을 높여 주고 정상적인 사고력을 지키며, 눈·귀·코의 건강을 지속시키는 것이 남쪽의 역할이다.

남쪽은 본래 '불의 기운' 이 넘치는 방위지민, 여기에 '물' 을 사용하는 화장실이나 세면기가 있으면 물과 불이 서로 반발하여 눈과 귀, 코에 트러블이 발생하거나 초조함이 심해진다. 친밀한 사람과 싸움을 한다든지, 이별의 반복도 남쪽에 있는 물 다루는 곳의 흉작용이다.

또 불을 사용하는 부엌이나 욕실이 남쪽에 있으면, 머리의 피가 위로 올라간다거나, 고혈압, 심장병의 두려움이 나타난다. 특히 남쪽에 창문이 없는 경우는 흉작용이 강하게 나타나기 쉬우므로 풍수로 확실하게 액막음해야 한다.

남쪽의 물 쓰는 곳을 길상으로 정비하려면, 사용하지 않을 때는 물기를 빼고 건조시켜 둔다. 욕조의 따뜻한 물은 사용한 뒤 바로 버리고, 부엌에 있는 설거지할 그릇을 쌓아 두지 않도록 한다. 불을 다루는 주위에는 쓸데없는 물건을 놓지 말고, 눈길이 미치는 곳마다 관엽 식물을 놓는 것이 좋다. 관엽 식물은 약해진 방위의 기를 보충하여 보는 사람의 기분을 온화하게 해 주는 힘이 있다.

작은 일에 화를 쉽게 내고, 착각이나 실수가 많은 경우는 대개 남쪽의 흉상이 원인이다. 주식 투자 실패, 신용 카드 불량이나 파산, 부부싸움이나 부모 자식 간의 싸움이 끊이지 않는 사람의 방 배치를 보면, 대부분 남쪽에 신경을 쓰지 않는다든지, 물 쓰는 곳이 더러워져 있을 것이다. 직감과 판단력을 높이고 싶다면 우선 수도꼭지와 문의 손잡이 등의 금속 부분을 번쩍번쩍하게 닦아 놓는다.

덧붙이자면, 북쪽과 남쪽에 물 쓰는 곳이 있거나 항상 마음속으로부터 우러나오는 청소를 하지 않으면 머리가 빨리 노화하고, 감성이 불안정하게 된다.

물건을 잊어버리는 일이 잦아지거나 노이로제 등으로 고민하고 있는 사람은 북쪽과 남쪽이 흉상으로 되어 있지는 않은지 점검해 보라.

남쪽의 파워를 높여 주는 색은 '녹색, 오렌지색, 흰색, 금색, 은색'이다. 남쪽의 노란색은 지금까지의 생활에 변화를 일으키는 풍수로서, 복권에 당첨되거나 상금을 받는 운이 좋아진다.

'어찌 됐든 건강이 제일!' 이라고 생각한다면 남쪽을 녹색과 흰색으로 시원하게 꾸며 보는 것도 건강운을 좋게 하는 방법이다.

1 남쪽의 현관

길상이라면 본래의 개성이 원활하게 발휘되어 어디를 가도 주목받게 된다.

예술 관계의 직업이나 문필업, 디자이너, 뮤지션에게는 대길의 현관이다. 다만 현관 앞에 열대어나 금붕어를 기르면 이유 없이 초조하거나, 친한 사람과 다툼이 많아진다. 어항은 다른 장소로 옮기고 관엽 식물을 놓아두면 좋다.

2 남쪽 화장실

더러움을 방치하면 눈의 피곤이 잦고, 귀가 어둡게 되며, 머리가 무거워지는 등 상반신에 트러블이 발생하기 쉽다. 짐작이 가는 부분이 있다면 실내를 깨끗이 하고, 소금을 그릇에 담아 놓고, 흰색 · 녹색 · 옅은 파란색 등 산뜻한 색조로 통일시킨다.

3 남쪽 욕실

고혈압과 심장병에 주의한다. 심장에 트러블이 있을 때는 녹색과 자주색의 꽃을 2송이씩 장식하면 좋다. 남에는 '반복' 이라는 파워가 있는데, 녹색과 자주색을 쓰면 동향 안정 작용을 한다. 사용한 뒤에는 실내 환기를 충분히 하도록 한다.

4 남쪽 부엌

남쪽에 부엌이 있는 주부는 돈 쓰는 방법도, 요리를 담는 것도, 먹는 것도 화려하다. "괜찮아! 날씬한 것에 신경 안 써." 하며 자꾸자꾸 먹으므로 체중이 늘어난다. 특히 빨간색의 부엌 용품을 사용하면 과식하는 경향이 강해진다. 식욕을 절제하고 싶을 때는 파란색 계통의 물건을 놓아둔다.

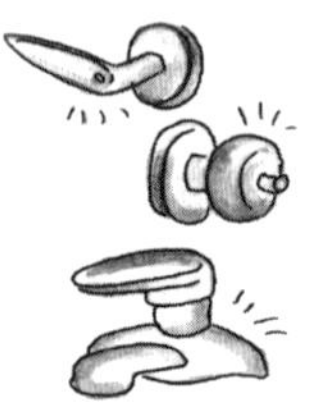

● 남쪽

목욕 후 환기를
충분히 한다

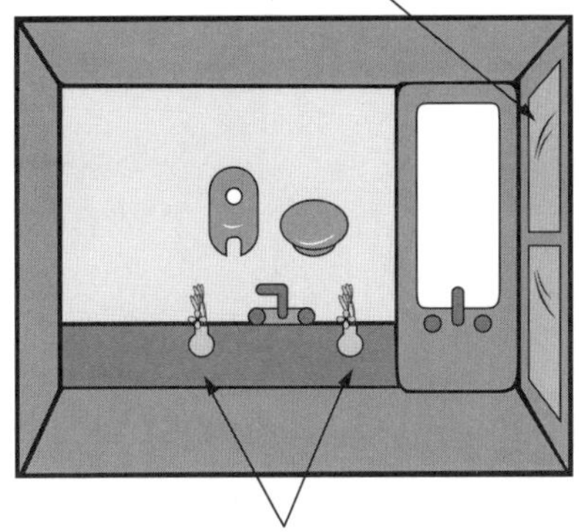

심장 트러블이 있을 때는
녹색과 자주색의 꽃을 2송이씩
장식한다

● 남쪽 현관

금붕어 열대어 등의
어항을 놓지 않는다

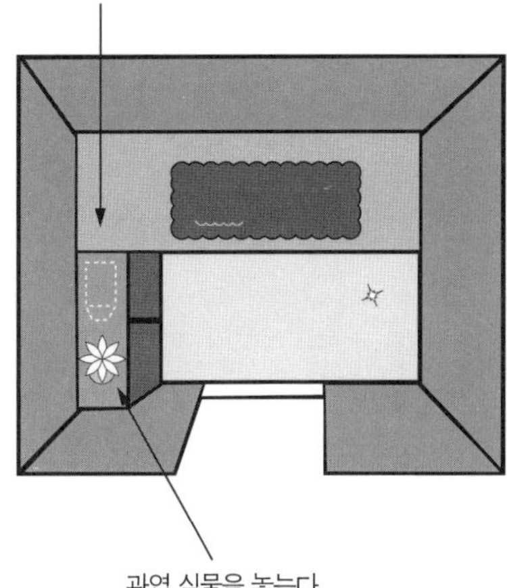

관엽 식물을 놓는다

● 남쪽

빨간색 실내화는 과식을
유발하므로 주의

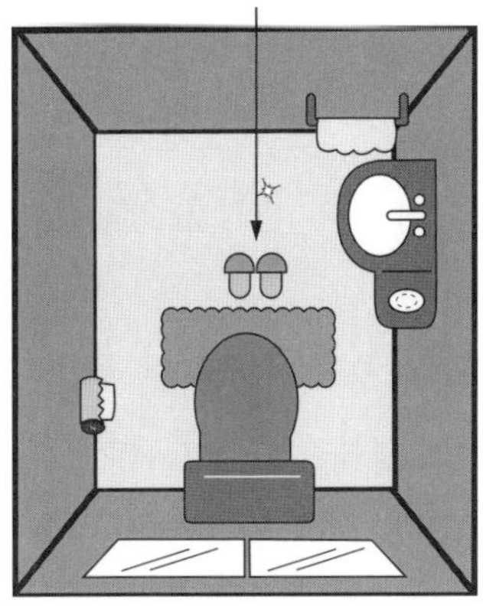

식욕을 억제하고 싶을 때는
파란색 실내화를 신는다

● 남쪽

깨끗이 하고 소금을 놓음

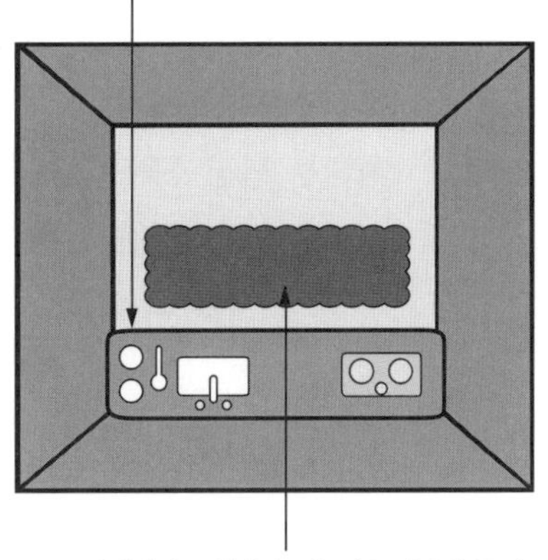

인테리어는 흰색, 녹색, 짙은 파란색 등의
상쾌한 색으로 갖춤

남서쪽 – '마음의 강인함'을 지배하는 방위

남서쪽도 동북쪽 만큼이나 건강에 매우 중요한 방위다. '마음과 신체가 함께 건강'의 제1조건은 '양 귀문이 길상으로, 양쪽의 균형이 잡힌 집에 사는 일'이다.

동북쪽이 싸움이나 골절 등 계속해서 육체를 적극적으로 움직이게 하는 방위라면, 남서쪽은 마음이 조금씩 적극적으로 움직이는 방위다. 그 작용은 조용하고 눈에 띄지 않는 것으로, 시간을 두고 확실하게 침투하여 온다.

남서쪽도 동북쪽 만큼이나 건강에 매우 중요한 방위다. '마음과 몸이 함께 건강'해지는 제1조건은 '양 귀문이 길상으로, 양쪽의 균형이 잡힌 집에 사는 것'이다. 특히 스트레스가 많은 요즘 시대는 남서쪽을 길상으로 지키고, '마음'의 환경을 안정시키는 일은 매우 중요하다.

'여성 귀문'의 별명을 가진 남서쪽은 주로 여성의 정신적인 면에 영향을 주므로, 이 방향이 길상이면 행복한 여성이 된다.

남서쪽이 길상이 되는 3대 조건은 ① 남서쪽을 그냥 방치해 두거나 사는 데 있어서 긴장감이 없는 곳, ② 물 다루는 곳이 없을 것, ③ 큰 창문이 없는 곳이다. 이 방위에는 소금을 놓아두어 흉작용을 억제한다.

또, 액막이 공간이므로 현관이나 물 다루는 곳이 여기에 있으면, 신선한 힘에 액이 붙어서 집안에 깨끗한 정기가 순환되지 못하게 되어 버린다. 특히 물 다루는 곳이 더럽다면, 주부가 우울해지거나 자질구레한 것까지 걱정하는 성질이 된다. 또 게으른 일가가 되어 버릴 수도 있다. 즉 그 집에 사는 가족 전원의 패기가 없어져서, 결국 주부 혼자 무엇이든 하지 않으면 안 되게 되는 상황이 벌어진다. 그 결과 정신적인 스트레스가 쌓이면 불면증이나 위장병, 심장에 트러블이 발생하는 일이 생긴다.

고민으로 밤에 잠을 못 자거나 걱정되는 일이 있어서 식욕이 없는 경우라면 우선 남서쪽의 상태를 점검하여 보자. 남서쪽에 물을 사용하는 곳이 없다고 해도 베란다가 남서쪽이라든지 거실로 되어 있는 경우에는 여름에 큰 창문으로부터 석양이 들어오므로 마지막까지 열심히 노력하지 못하게 되는 흉작용이 일어난다. '저것도 해야지, 이것도 해야지' 하고 기분만 초조하게 되어 버티지 못하고 도중에 좌절하기 쉽다.

석양은 차광 커튼으로 확실하게 가려서 창가에는 남성과 궁합이 좋은 관엽 식물을 놓고 빨간색이나 라벤더색의 꽃을 장식해 두면 길상으로 변하게 된다.

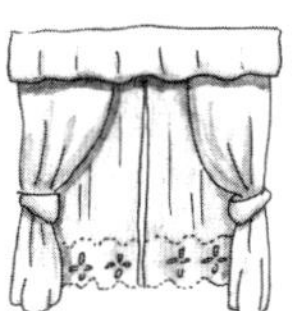

1 남서쪽 현관

외관이 어떻든 간에 성격이 듬직하고, 심지가 굳은 주부가 집안의 대소사를 결정하게 된다. 갈색계나 녹색계, 크림계의 인테리어로 통일하면 집이 안정되고, 정신적으로 안정을 찾게 된다. 그런데 문은 항상 '청정'을 유지하고 싶어 하는 방위이므로, 쓸데없는 물건을 놓는다거나 바닥의 더러움을 방치하는 것은 금물이다. 1주일에 한번 소금을 그릇에 담아 두면 기운이 맑아진다.

2 남서쪽 화장실

뒷귀문의 화장실이 흉상이 되면 여성에게 트러블이 발생하기 쉽게 된다. 특히 위장병, 불면증, 심장병 등의 질환을 조심해야 한다. 병까지 발전하지 않더라도, 자칫하면 사소한 일로 늘 걱정하게 되기 쉬우므로 청소로 마음의 답답함을 쫓아 버리도록 한다.

위장이 좋지 않으면 인테리어는 황색, 불면증이라면 검정색과 금색, 심장에 트러블이 있다면 흰색과 그린, 라벤더색으로 통일하면 길하다.

3 남서쪽 욕실

남서쪽의 욕실은 환기를 자주 하지 않으면, 실내가 습하고 금방 곰팡이가 난다. 곰팡이가 나면 실제 나이보다 늙게 되고, 성(性)에 대한 관심이 없어지는 현상이 나타나게 된다. 그렇다면 우선 조명으로 욕실을 밝게 한 다음, 마루와 벽, 욕조 등을 철저하게 닦는다. 여성으로서의 매력을 발휘하고 싶다면, 지금까지 써 오던 것보다 더 고급품인, 향기가 좋은 비누를 사용하면 된다.

4 남서쪽 부엌

씽크대나 가스대 주위가 깨끗하면 현모양처 또는 근면한 여성이 되지만, 더러워서 흉상이 되면, "어차피 나는 뭐…" 하는 식으로 자신이 없어지는 일이 생긴다. 쓸데없는 물건은 모두 처분하고 밝고 깨끗한 공간으로 꾸미면 마음이 밝아진다.

남서쪽의 흉작용과 대책

● 남서쪽 욕실

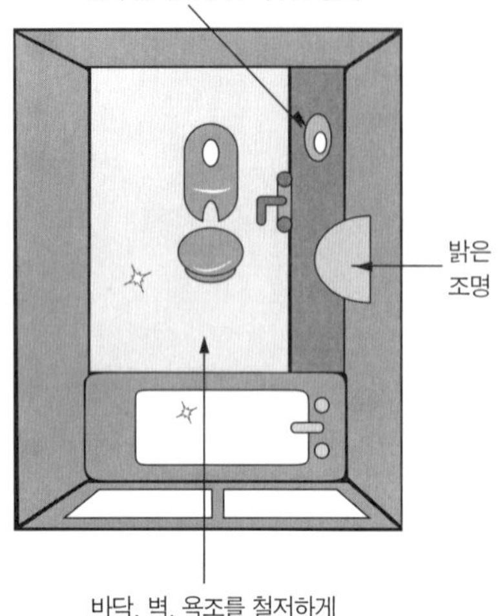

바닥, 벽, 욕조를 철저하게
닦음. 환기에 유의

● 남서쪽 현관

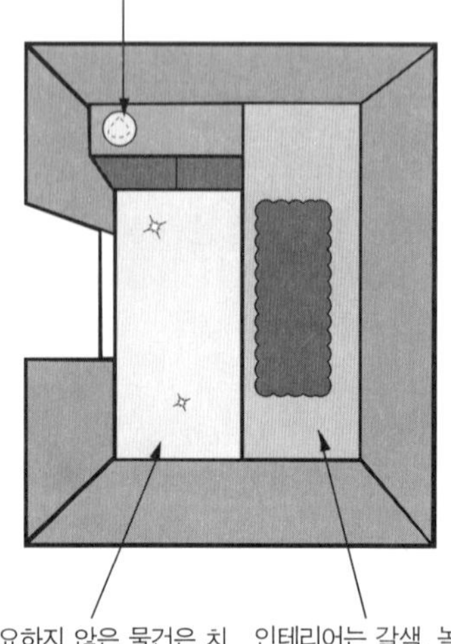

필요하지 않은 물건은 치
운다. 항상 깨끗하게 유지

인테리어는 갈색, 녹색,
크림색 계열로 한다.

● 남서쪽 부엌

밝고 간단한 인테리어

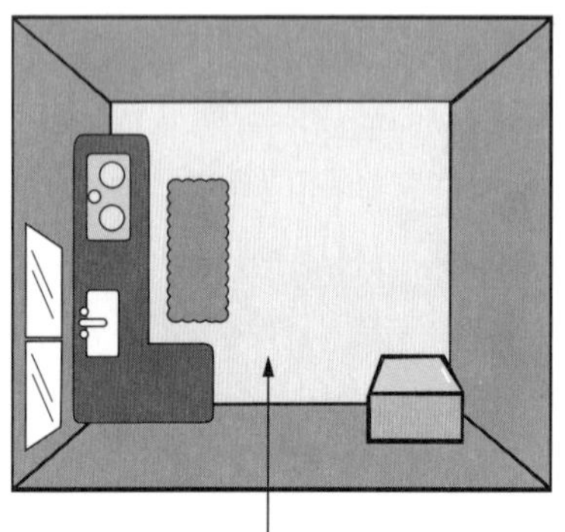

싱크대와 가스대 주위를 깨끗하게
필요하지 않은 물건은 모두 치움

● 남서쪽 화장실

심장이 약하면 흰색, 라벤더색,
녹색의 인테리어

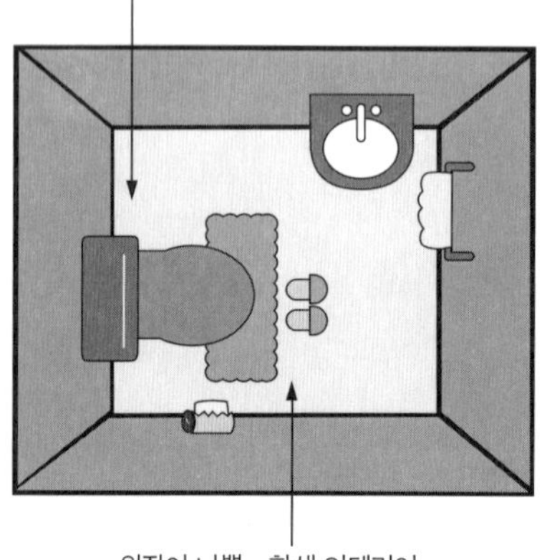

위장이 나쁨 - 황색 인테리어
불면증 - 검정과 황금 인테리어

서쪽 – '위' 와 '치아' 를 지배하는 방위

서쪽은 노란색으로 금전운이 좋아진다고 알려져 있는 방위다. 황금색 '돈' 의 방위인 동시에 '인생의 기쁨과 즐거움' 의 방위다.

인생의 기쁨을 요약해 본다면, '먹는 일, 갖고 싶은 물건을 손에 넣는 일, 연애하는 일' 등으로 요약할 수 있다. 결국 서쪽을 길상으로 만든다면, 금전운·물질운·연애운은 저절로 올라가게 된다.

특히 서쪽은 '먹는 것' 에 대해서 큰 파워를 갖고 있다. 서쪽이 길상이라면 먹는 것에 궁색하지 않게 되고, 맛있는 요리를 많이 먹을 수 있게 되지만, 흉상이라면 식사가 부자유스럽게 되고, 맛있는 것을 맛있게 먹을 수 없게 된다. 즉 충치나 소화기계의 트러블이 생기고 만다.

서쪽은 본래, '서방정토' 라는 말도 있을 정도로 격이 높은 방위다. 따라서 서쪽에 부엌이나 화장실, 욕실 등 물 다루는 곳이 있으면, 모처럼의 좋은 파워가 손상을 받아 본래 나에게 올 예정이었던 기쁨이 반으로 줄게 된다.

서쪽의 금전운은 원래 선조와 직결되는 방위이므로, 더러움이나 악취는 금물이다. 서쪽이 더러워지면 지나간 일로 상심하게 되는 것은 물론, 심한 경우에는 그 집의 여성이 술을 좋아하거나 노는 일에 신경을 팔 수도 있다.

특히 서쪽에 술을 보관하여 두면 술을 마시지 않을 수 없게 되는 흉작용이 나타나므로 주의해야 한다. 또 부엌의 더러움을 방치하면 먹어도 먹어도 아쉽게 되어서, 과식증이나 비만의 두려움이 나타나게 된다.

서쪽을 길상으로 조정하려면 우선 '고급감을 연출'해야 한다. 인테리어는 궁합이 좋은 황색이나 흰색, 금색 등으로 통일하고, 슬리퍼, 타올과 같은 소품은 명품으로 준비하며, 지금의 운기를 지속시키고 싶다면 '안정'의 힘을 가지고 있는 갈색 계열이 좋다.

멋있는 사람과 사랑을 하고 싶다면, 연애를 끌어당기는 핑크색을, 위장을 튼튼하게 하고 싶다면 노란색과 라벤더색을 사용한다. 음식을 씹을 수 없을 정도로 이빨이 아프거나 충치가 쉽게 생기는 사람은 서쪽의 화장실이 흉상이 되어 버렸기 때문이다. 혹시 청소 도구가 오래됐거나 변기가 지저분하지는 않은지, 또 책이나 잡지를 보던 그대로 방치하지는 않았는가 살펴보라. 이러한 것들은 서쪽과는 어울리지 않는다. 게다가 화장실은 용변을 보는 곳이지 책을 읽는 장소가 아니다. 지금 바로 정리하여 깨끗하고 좋은 공간을 만들어야 한다.

1 서쪽 현관

사람의 출입이 많아져서 즐겁고 항상 활기 있는 집이 된다. 그러나 만일 현관이 지저분하거나 물통을 놓아두면 문을 열고 닫을 때마다 돈이 새어 나가는 흉작용이 생긴다.

현관문에 덜그덕거리는 소리가 나는 물건을 걸어 놓는 것도 흉이다. '단순함과 고급'을 주제로 통일시키면 길상이 된다. 돈을 가까이 불러들이고 싶을 때는 노란색과 흰색의 꽃을 장식하라.

2 서쪽 화장실

마루에 먼지가 쌓이거나 변기가 더러우면 소화계에 질환이 발생한다. 그렇지 않으면 호흡기계의 질환이 발생하고, 게다가 오래도록 회복이 되지 않는다는 두려움이 생긴다. 몸에 이변이 나타나지 않는 경우는 이성 문제나 금전 문제로 고민할 가능성이 있다. 라벤더색 물건을 놓아두어서 흉작용을 없애 버리자.

3 서쪽 욕실

창으로부터 저녁 해가 들어오거나 서쪽의 한가운데에 욕조가 걸쳐져 있는 경우 곤란한 처지에서 벗어나서 아무 생각 없이 놀고 싶다는 기분을 억제하지 못하게 된다.

심한 경우 주부가 바람을 피우게 된다든지, 많은 양의 술을 마시고 건강을 해치는 일도 생길 수 있다. 창문이 있다면 차광 블라인드를 설치하고, '냉정'의 힘을 갖고 있는 파랑이나 녹색의 소품을 마련하도록 한다.

4 서쪽 부엌

싱크대와 가스 레인지 주위가 더러우면 자제력을 잃기 쉽다. 그 때문에 충동 구매로 고민하거나, 단것을 억제하지 못해서 비만이 되거나 충치가 생기기도 한다.

'부엌의 더러움은 마음의 액' 이라고 명심하고 번쩍번쩍하게 닦아 놓자. 배수구나 부엌 쓰레기통의 더러움도 제거하는 것이 필수.

오래된 조미료를 언제까지나 보관하여 두는 것도 금물이다.

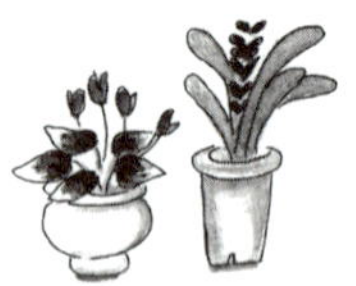

● 서쪽 욕실

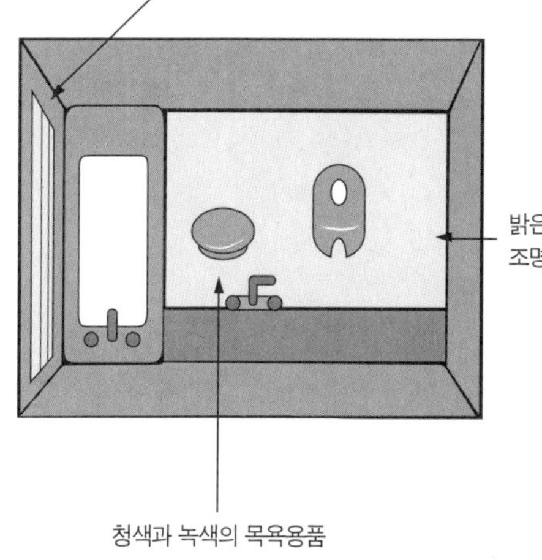

● 서쪽 현관

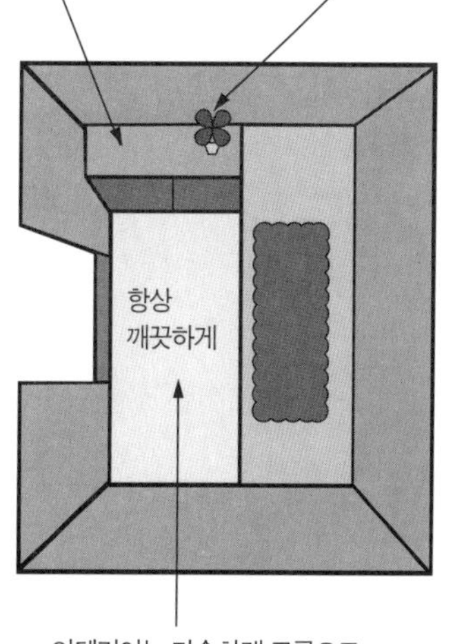

● 서쪽 부엌

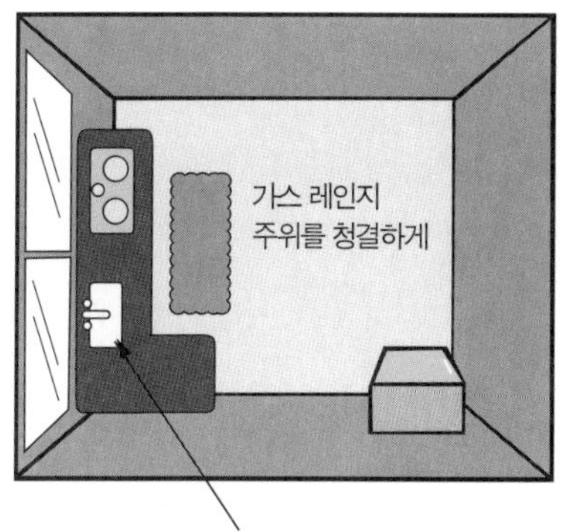

● 서쪽 화장실

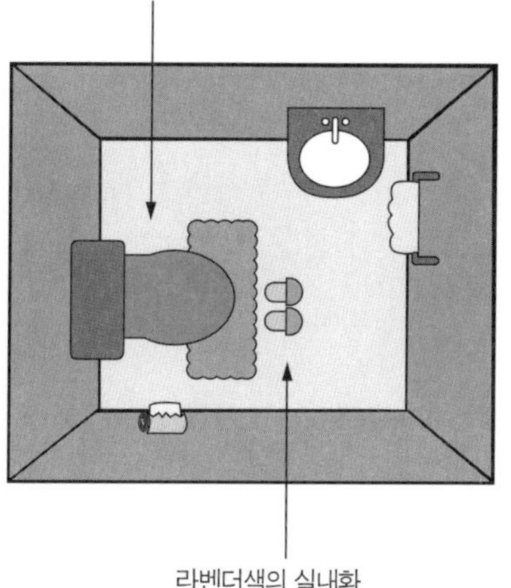

북서쪽 – '스태미나'를 지배하는 방위

북서는 남성의 운과 스태미나를 좌우하는 중요한 방위다. 독신 남성이라면 장래에 사회에서 두각을 나타내기 위해, 결혼했다면 아내와 아이들을 강력하게 리드하고 안정된 가정을 쌓기 위해서 평상시부터 북서쪽이 길상으로 되어 있어야 한다.

북서는 '한가족의 운명을 쥐는 방위'가 되어, 그 집의 '대흑주(大黑柱)' 즉 남편의 운기를 좌우한다고 말한다. 북서가 길상이라면 남편의 운기가 강화되어서 스태미나 만점으로 일을 잘하게 되고 출세를 하며, 집의 운이 올라가게 된다. 그렇지만 흉상이 되면 승부에 약해지고, 여차할 때는 의지가 되지 않으며, 스태미나가 감퇴하고 피로해지기가 쉽다.

또 북서는 신 또는 부처와 인연이 깊은 방위이기 때문에, 북서가 길상이라면 신과 부처님의 가호가 내려 그 집은 강한 운을 가지게 된다. 그러나 북서쪽을 신경 쓰지 않고 지내거나, 더럽게 된 수장이나 현관이 있다면 그 집에 사는 남성의 젊음은 없어지고 정력이 감퇴되며, 대대로 같은 병으로 사망하는 등의 흉작용이 발생하게 된다.

북서쪽의 수장은 남성의 건강이나 운에 손상을 주지만, 독신 여성에게는 큰 흉작용이 일어나지 않는다. 오히려 커리어우먼이나 사장으로 활약하고 있는 여성의 집 배치를 보면, 북서쪽에 부엌이나 욕실이 많다. 다만 '남자에게 의지하지 않고 혼자서 살아가겠다' 는 사고 방식을 갖게 되기 쉬우므로 장래에 결혼을 할 마음이 있는 사람은 주의해야 한다. 단 현관이 북서쪽으로 행운의 영역에 물을 사용하는 장소가 있으면 '엄처시하로 살게 된다' 는 기록도 있다.

어쨌든 북서는 남성의 운과 스태미나를 좌우하는 중요한 방위다. 독신 남성이라면 장래에 사회에서 두각을 나타내기 위해, 결혼했다면 아내와 아이들을 강력하게 리드하고 안정된 가정을 쌓기 위해서 평상시부터 북서쪽이 길상으로 되어 있어야 한다.

업무에서 노력한 흔적이 보이지 않고, 조금만 노력해도 금방 녹초가 되거나 성생활이 자연스럽지 않다면 북서의 상태를 점검하여 보자. 여태껏 신경을 쓰지 않고 생활하였다면 소금을 그릇에 담아 놓고, 수장이 있다면 깨끗하게 청소를 하고 나서 관엽 식물을 장식한다. 북서는 수목(樹木)과 궁합이 좋으므로, 노송나무로 만든 목욕 의자 등의 목제품을 놓으면 크게 길하다. 또한 '하얗고 둥근 것' 으로 장식하는 것도 매우 좋다. 북서의 현관에는 하얗고 둥근 디자인의 조명등을 놓으면 좋고, 그곳이 물을 다루는 곳이라면 하얗고 둥근 비누를 놓아 둔다면 남편의 운이 회복될 것이다.

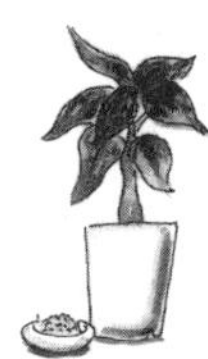

1 북서쪽 현관

현관이 지저분하면 남편이 회사에서 노력을 아무리 해도 허사가 된다든지, 좀처럼 주위로부터 실력을 인정받지 못한다든지 하는 일이 생긴다. 만일 이곳이 길상이라면 사회에 나가서 단번에 실력을 발휘할 수 있게 된다. 이 방위는 대단히 격조 높은 방위이므로, 베이지색이나 차분한 녹색 계열의 물건으로 통일하는 것이 길하다. 현관 밖에 화분을 놓으면 재운과 지위, 명예가 올라간다.

2 북서쪽 화장실

네 귀퉁이선상에 변기가 놓여 있으면 '본인, 아버지, 조부와 같은 병에 걸린다' 는 두려움이 있다. 그렇게 생각이 든다면 실내를 철저하게 닦아서 '집안에서 가장 자랑할 수 있는 공간' 으로 연출하는 것이 좋다. 낡은 슬리퍼와 수건은 운을 떨어뜨리는 작용을 하므로 명품으로 교체하는 것이 좋다. 운이 따르지 않는다면 액을 없애는 소금을 그릇에 담아 놓음으로써 기운을 맑게 한다.

3 북서쪽 욕실

욕실은 하루의 피곤 즉 '액' 을 없애는 공간이지만, 실내가 더러워지면 액이 떨어지지 않고 정력 감퇴나 간장, 신장의 질병을 불러일으키게 된다. 쉽게 피곤해지고 기력과 체력이 유지되지 않는다면 우선 욕조를 번쩍번쩍하게 닦아 놓아야 한다. 세면기와 목욕탕 의자는 노송나무가 길하며, 수건과 매트는 부지런히 세탁하여 햇볕에 잘 말려야 한다.

● 북서쪽 욕실

욕조는 번쩍번쩍하게
닦는다

세면기, 목욕 의자는
노송나무로

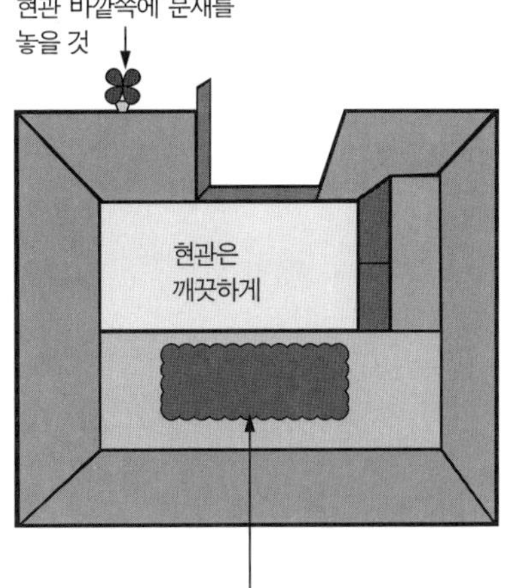

수건과 매트는 자주
빨아서 햇볕에 말린다

● 북서쪽 현관

현관 바깥쪽에 분재를
놓을 것

베이지색, 차분한 녹색 계열의
물건을 써서 좋은 인테리어

● 북서쪽 부엌

가스 레인지를 깨끗하게

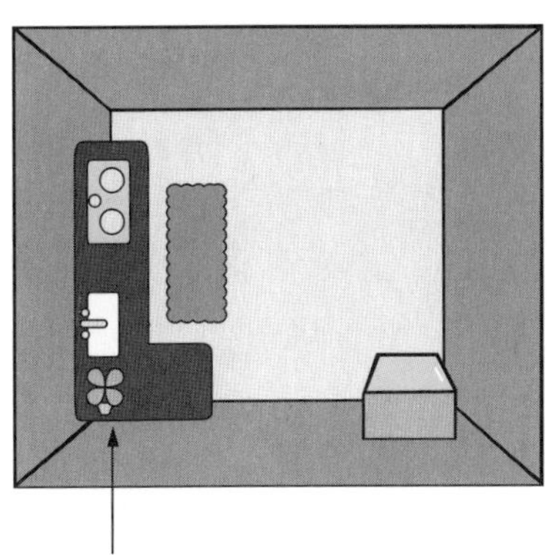

작은 관엽 식물을 놓음

● 북서쪽 화장실

실내를 철저하게 닦는다

운이 없으면
소금을 놓음

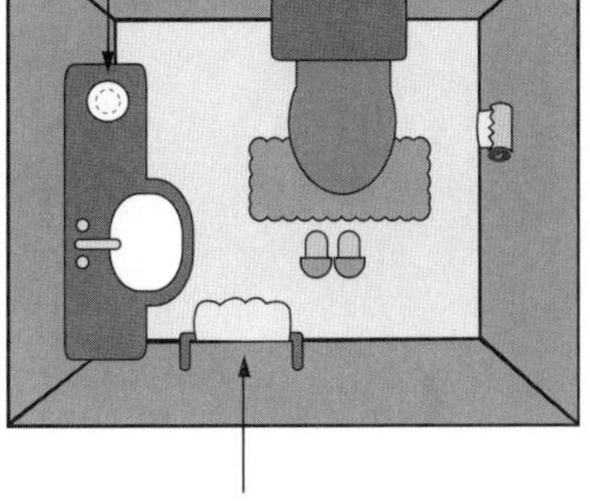

슬리퍼와 수건은 고급 제품으로

4 북서쪽 부엌

그 집안의 여성이 남성보다 압도적인 파워를 발휘하게 되므로 자칫하면 남편이나 연인을 무시하게 되는 경우도 생긴다.

또 싱크대와 가스 레인지가 더러워지면 남편이 구조 정리 대상에 해당되거나 먼 곳으로 발령을 받을 가능성이 높아지므로 주의해야 한다.

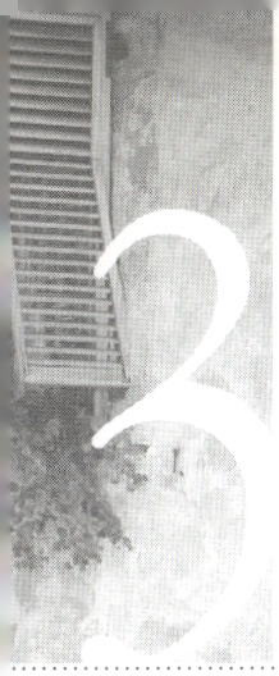

마음과 몸의 고민을 해결하는

풍수술

고민별 풍수에 의한 개선법

풍수는 마법이 아니기 때문에, 일단 걸린 병이나 부상을 그 즉시 치료할 수는 없다. 그러나 마음이 쓰이는 증상이 조금이라도 가벼워지도록 환경을 개선하거나, 더 이상 악화하지 않는 환경을 만드는 일은 충분히 가능하다.

대부분의 사람들은 병이 나거나 다치게 되면, 스스로에게 '운이 나빴다, 어쩔 수가 없었다'고 이해시킨다. '그렇게 급하게 뛰지만 않았어도 그렇게까지는 안 됐을 텐데' 하면서 다쳤을 때의 원인을 머릿속에서 이렇게도 생각해 보고 저렇게도 생각해 보면서, '결국 운이 없었다'는 식의 결론에 도달하게 된다.

그러나 풍수학에서는 '병이 나거나 다치는 것은 우연하게 일어나는 것이 아닌 환경이 만든 필연의 결과'라고 본다. 즉 주의하지 않아서 병이 생겼거나, 병이 나는 환경은 자기 자신이 만들었다고 생각하는 것이다. 사고가 일어난 것은 지금까지의 의·식·주·유·심의 환경에 문제가 있었기 때문이다.

예를 들어, 주거 환경의 관점이라면 '아픔을 동반한 부상은 동북쪽의 흉상이 원인'이라고 하는 원칙에 근거하여 동북쪽의 상태를 점검한다. 그리고 동북쪽에 화장실이나 부엌 등 물 쓰는 곳이

114

있으면 액이 생기기 쉬우므로 깨끗하게 청소를 해서 액을 없애고 나서, 그릇에 소금을 담아 놓아 그 방향의 기운을 맑게 한다. 현관이 있으면 현관문을 깨끗이 물로 닦고, 동북쪽의 약해진 파워를 회복하게 해서 사고를 미연에 방지하는 것이다.

그러나 지금, 사고가 나서 다쳤을 때는 ‘마음’이라는 환경도 점검한다. 일을 지나치게 빨리 처리하려고 지나치게 성급하게 행동하지는 않았는지, 조그만 일에 너무 신경을 쓴 나머지 정작 주변을 보지 못한 일은 없었는지 또는 마음에 스트레스가 있어서 몸을 소홀히 다룬 것은 아닌지 등의 여러 가지 가능성에 대해 생각해 볼 수 있다.

결국 다치게 된 원인을 본인의 ‘주(住)’와 ‘심(心)’의 환경에서 찾아보고, 풍수로 파워를 보충하는 것이다. 그렇게 해 두면 이 다음에 같은 사고가 일어날 가능성이 적어지고, 그 사람의 운은 더욱 강화되어 다치지 않는 체질로 점점 변화하게 되는 것이다.

감기에 걸리는 것 또한 우연이 아닌 필연으로 일어나는 것이다. ‘운 나쁘게 회사의 동료로부터 전염되었다’라든가 ‘어제는 추웠기 때문에 감기에 걸리고 말았다’ 등, 보통 그렇게 생각하기 쉽지만, 풍수에서는 ‘사는 집의 북쪽과 동남쪽의 파워가 약해졌기 때문에 감기가 들었다’고 본다. 그리고 ‘어제 계절감 없는 의복을 입고 있었는지는 않았는가?’ 하는 ‘의복’의 환경과, ‘몸이 차가워지는 음식만 먹고 있지 않았는가?’ 하는 ‘음식’의 환경도 함께 점검해 보라.

이렇게 풍수의 5기둥인 환경을 하나하나 생각한 뒤에, 거기서 원인을 알게 되면 그 이상 감기가 악화하지 않도록 하게 되며, 차후에 사소한 부주의로 감기가 들지 않도록 확실하게 환경을 만들 수 있는 것이다.

물론 몸 상태가 좋지 않으면 먼저 병원에 가서 의사의 진단을 받는 것이 병에 걸렸을 때의 철칙이다. 자기 마음대로 병명을 판단하고, 자기 방식대로 치료하면 오히려 병이 악화되기 쉽다.

보통은 의사의 지시를 지켜서 약을 먹거나 안정을 취하면 병이 나아지지만, 그 가운데에는 '나을 것 같으면서도 빨리 낫지 않는다, 일단은 호전됐지만 다시 그 병에 걸리고 말았다, 계속해서 만성적인 증상으로 고민하고 있다' 는 사람들도 있다. 그럴 경우는, 의사의 충고를 지키면서 끈기 있게 치료하는 동시에 풍수에서 말하는 환경 즉 '건강하게 되는 환경' 으로 만들어야 한다. 풍수는 마법이 아니기 때문에, 일단 걸린 병이나 부상을 그곳에서 바로 치료할 수는 없다. 그러나 마음이 쓰이는 증상이 조금이라도 가벼워지도록 환경을 개선하거나, 그 이상 악화하지 않기 위한 환경을 만드는 일은 가능하다. 그 방법이 지금부터 소개하는 '마음과 몸의 고민을 들어주는 풍수술' 이다.

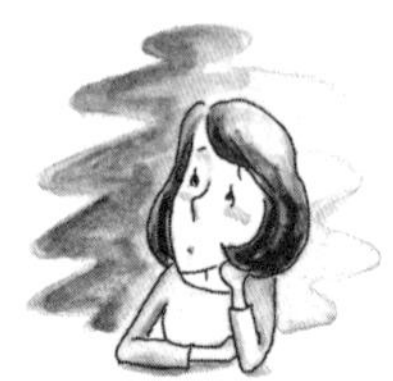

다이어트

각광받는 체형은 시대에 따라 크게 변한다.

지금은 '마르셨네요.' 라고 하는 인사가 여성에 대한 칭찬의 말이지만, 가난했던 시절에는 '통통하시네요' 가 칭찬의 말이었다.

유행은 시대 배경에 의하여 갑자기 바뀌는, 매우 유동적인 것이다. 그러므로 '주변의 친구들이 모두 말랐기 때문에, 나도 살을 빼서 그처럼 날씬해지지 않으면 창피해!' 라는 생각에 빠질 필요는 전혀 없다.

자신이 보기에 '난 이 정도가 딱 좋아!, 이 체중이 나에게 가장 어울리는 체중' 이라고 생각하면 타인이 뭐라고 해도 상관없다. 그런데 최근에는 '누가누가 더 말랐나!' 하고 내기라도 하는 하듯 빼빼 마른 사람이 많다. 그러나 여성의 경우 10대나 20대의 무리한 다이어트가 40대, 50대가 되어서 큰 괴로움으로 돌아올 수도 있다는 사실을 간과해서는 안 된다.

거식증까지는 아니더라도 '다이어트'가 유행하면서부터 '500 그램 감량했다' 또는 '늘었다'는 한마디에 울고 웃는 젊은 여성이 많이 늘었다. 그러나 지나치게 체중에 얽매이는 것은 생각해 볼 일이다. 왜냐하면 풍수에서는 체형이 너무 말라 있으면 그 사람의 운이 감소된다고 생각하기 때문이다. 즉, 볼이 너무 말라 있고, 뼈의 형태를 확실하게 알 수 있을 정도로 너무 마른 몸은 '빈상(貧相)', 뼈 주변에 보기 좋게 살이 붙은 상태는 '복상(福相)'이라고 부른다. 실제로 남성들은 '너무 마른' 것보다는 '포동포동'한 여성을 좋아한다. 그렇기 때문에 표준 체중을 조금 넘긴 정도면 그렇게까지 다이어트에 신경질적으로 될 필요가 없다. '포동포동'한 것 역시 그 사람의 훌륭한 개성이기 때문이다.

"그래도 5Kg 정도는 빼고 싶어. 55사이즈의 옷을 산뜻하게 입어 보고 싶어." 하고 바라는 분을 위해서 '비만을 방지하는 다이어트 풍수'를 소개하겠다. 몸에 무리한 부담을 주지 않으면서 돈도 들지 않고, 그렇다고 번거롭지도 않은 방법이므로 지금부터 당장 시작할 수 있다.

'지금보다 조금 더 마르고 싶다', '표준 체중을 넘어선 지 꽤 오래됐다', '최근 체중이 늘고 있다', '출산을 하고 난 뒤 지금까지 입던 옷을 입을 수 없게 되었다', '건강을 위해 살을 빼고 싶다'고 하는 모든 사람은 꼭 한 번 해 보라.

풍수에서는 '군살은 눈에 보이는 액'이라고 생각한다. 즉 군살을 빼고 싶다면 액막이를 하면 된다. 이 방법은 돈도, 귀찮은 기구도 사용하지 않고 군살이 빠지며, 운도 좋아지기 때문에 매우 좋다.

군살을 빼는 방법은 2가지가 있다.

첫 번째는 목욕법이다. 미지근한 물을 담은 욕조에서 반 나절을 보내면서, 몸 속에 있던 액을 땀과 함께 방출하는 방법이다. 이 방법은 스케줄이 비는 날에 실행한다. 소요 시간은 4~6시간 정도다.

아침부터 시작해서 점심에 끝내도 좋고, 아니면 오후부터 시작하여 저녁식사 전에 끝내도 좋다. 언제든 자신이 좋은 시간대를 선택하면 된다. 하지만 지저분한 욕실에서는 충분한 액이 떨어지지 않기 때문에 사전에 실내를 깨끗하게 청소해 두는 일이 중요하다. 욕실의 방위와 궁합이 좋은 색의 소품이나 꽃을 장식해 두면 더 많은 효과를 누릴 수 있다. 그런데 반 나절을 욕조에서만 지내는 것은 쉽지 않으므로, 목욕 시간을 보다 즐길 수 있도록 욕실 안에 좋아하는 책이나 잡지, 라디오, 소형TV 그리고 마른 목을 축여 줄 미네랄 워터나 얼음으로 차갑게 만든 과일 등을 준비해 둔다. 하지만 술은 절대 마시면 안 된다. 술에 취하면 목욕의 효과가 없다.

목욕을 하는 동안은 즐거운 마음으로 욕조 안에서 지낸다. 물에 있는 것이 지겨우면 욕조에서 나와 몸을 씻어도 괜찮고, 화장실을 이용해도 문제가 없다. 하지만 액막이 중에 부엌에 밥을 먹으러 간다든지, 잠깐 동안 집안 일을 하기 위해 욕실을 나오면 안 된다. 오로지 욕실에서 보내야 한다는 사실을 명심하라. 또한 심장에 부담을 주지 않도록 물은 미지근한 물로 하는 것이 철칙이다.

나는 욕조에 기대어 앉아서 그림을 그리거나 좋아하는 노래를 큰소리로 불러 보기도 한다. 옛날에 배웠던 중학교와 고등학교 시절의 교과서를 꺼내서 수학의 방정식을 풀기도 하고, 난해한 낱말 풀기 퍼즐을 하는 것도 즐겁다. 그렇게 하면 잠깐 사이에 시간은 지나가 버린다. 머리를 쓰는 것이 지겨워지면, 콧노래를 부르면서 발바닥을 주무르든지 발톱을 깨끗하게 정리하는 것도 좋다.

'생각할 일이 너무 많아서 머리가 구멍난 상태'라고 느껴질 때는 굵은 소금으로 머리를 마사지하면서 씻는다. 손가락으로 구석구석 두피를 누르면 혈액 순환이 잘되어 머리가 맑아진다. 특히 후두부의 움푹 패인 곳부터 목 근육을 따라서 눌러 주면 눈의 피로가 싹 풀린다. 이 마사지법으로 머릿속이 깨끗하게 정리되어 '빈 공간'이 늘어난다.

시간이 지나 욕조에서 나오면. 목욕 수건으로 몸의 구석구석을 닦고 나서 청결한 속옷과 깨끗한 의복을 입는다. 자신이 미처 알지 못하는 사이에 꽤 많은 땀을 발산했기 때문에 수분도 충분하게 보충해야 한다.

액막이를 한 뒤에는 몸도 마음도 '새하얀 상태'이므로, 이곳저곳 움직이며 돌아다니는 것보다 마음 편한 곳에서 한가하게 쉬는 것이 좋다. 식사는 위에 부담이 가지 않도록 가볍게 하고, 그날 밤은 빨리 자도록 한다.

이 목욕법을 1주일에 한 번 실행하면 당신의 몸 깊은 곳에 쌓였던 액이 기분 좋게 흘러나가는 동시에 점점 몸이 탄탄해지는 것을 실감할 수 있을 것이다.

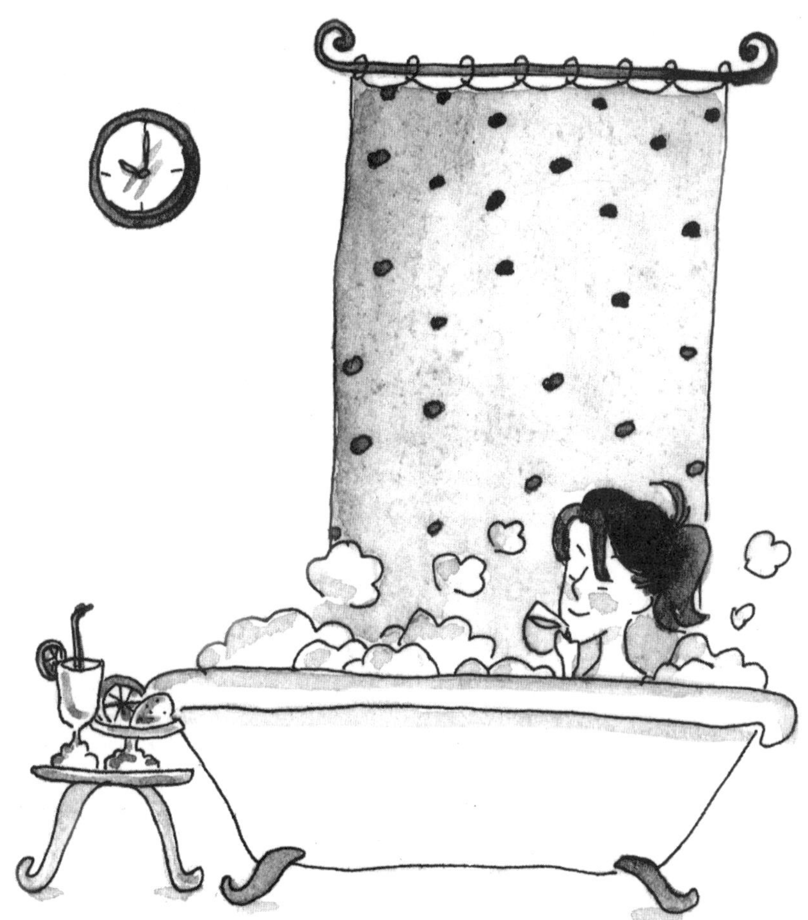

반나절 목욕하기

욕실에 좋아하는 잡지와 책, 미네랄 워터, 과일 등을 놓아 두고 반나절 동안 미지근한 물에서 보내는 방법. 스케줄이 비어 있는 날에 느긋하게 4~6시간 동안 욕실에서 보낸다면 흐르는 땀과 함께 액도 배출되어서 산뜻해진다. 1주일에 한 번 정도 실시하는 것이 효과적이다.

액막이 산책법

뚱뚱한 사람은 흔히 '귀찮다', '피곤하다', '조금 있다가 해도 돼.'라고 흔히 얘기하지 않는가? 즉 자신의 몸에 너무 관대하다.

필요 이상으로 자신을 편하게 하기 때문에, 몸이 점점 둔화되어 살이 붙어 버리는 것이다. 당신은 사람이 건강을 지키기 위해 하루 '표준 산책'이 있다는 것을 알고 있는가?

사실은 1만 보를 걸어야 한다. 버스나 택시 운전 기사의 평균 산보 수는 2,400보, 여직원은 5,100보, 샐러리맨은 1,900보, 학생은 8,000보, 생활 설계사는 12,600보라고 하는 데이터가 있지만, 주부가 외출하지 않는 날 산보 수는 1,500보 전후라고 한다.

요컨대 하루 종일 버스와 택시를 운전하는 사람보다도 운동량이 적은 것이다. 운동량은 적은데 하루 세 끼를 확실하게 먹고 그 위에 케이크나 빵의 칼로리를 더한다면, 살찌는 것이 당연하다.

당신은 섭취한 칼로리를 확실하게 소비하고 있는가?

'운동량보다 섭취하는 칼로리가 많다'고 하는 사람은 지금까지의 살찌는 환경에서 탈출해 보라. 가장 좋은 방법이 바로 산책이다.

여기서 소개하는 것은, 집으로부터 길한 방향으로 향해 10시간 정도 편한 마음으로 걷는 '액을 막는 산책법'과, '군살을 빼 주는 액막법'이다.

방법은 아주 간단하다. 자기 집에서부터 길한 방향을 향해 걷는 것뿐이다. 그런데 여기서 주의해야 할 것은, 체력을 꽤 소모해야 하기 때문에 '컨디션이 좋은 날'과 '쾌적하게 걸을 수 있는 날씨

'좋은 날'을 골라서 무리 없는 보폭으로 실행해야 한다는 것이다.

준비물은 걷기에 필요한 복장과 땀을 닦을 수건, 그리고 수분을 보충하기 위한 물이다. 가방은 나일론 소재의 가벼운 배낭이 좋다. 배낭은 어깨에 매면 두 손이 편해지므로 바른 자세로 걸을 수 있고, 피로도 적어진다.

걸을 때는 등을 곧게 펴고 턱은 앞으로 당긴다. 그리고 발끝으로 땅을 차듯이 걸으면서, 무릎을 곧게 펴면서 발뒤꿈치부터 착지한다. 어깨에 힘을 빼고 팔은 리드미컬하게 움직인다.

이렇게 행동을 글로 쓰면 왠지 어렵게 느껴질지도 모르겠지만, 어쨌든 등을 곧게 펴고 주위의 경치를 즐기면서 자신에게 알맞은 속도로 걸어라. 몸으로부터 길한 방향으로 이동하면 걸을 때마다 액이 떨어져 나가게 되며, 그 대신에 대지로부터 나오는 건강 파워가 발의 뒤쪽으로 전해져서 흡수되므로 즐거운 기분으로 걸을 수 있다. 산책이라는 것이 이렇게 즐거울 수 있다는 새로운 사실을 발견할 수 있을 것이다. 목이 마르면 물을 마시고, 풍부한 자연이 있는 공원이나 광장 등이 있으면 거기서 휴식을 취하며 마음껏 심호흡을 하도록 한다. 이때 '개운(開運)! 개운!' 하고 복창하는 것이 요령이다.

이 다이어트법에서 지켜야 하는 원칙은, 도중에 음식을 먹지 않는 것이다. 액막이 산보 도중에는 식사를 하지 않는 것이 원칙. 배가 고파도 '집에 가서 아주 맛있는 저녁을 먹자'고 생각하고, 오로지 걷는 일에 전념하도록 한다.

10시간 여유 있게 걷고 난 뒤에는 대중 교통을 이용해서 집으로 돌아와도 좋고, 가는 데 5시간, 오는 데 5시간 이렇게 나눠서 집으로 와도 좋다.

집에서 남쪽 방향을 길상으로 만든다

아름다워지고 싶으면 남쪽 태양의 힘을 빌려야 한다. 본래 남쪽은 '직감 · 판단 · 매력 · 미적 의식'의 방위로서, 여성의 변신에는 없어서 안 될 방위다. 배치도에서 남쪽이 어디에 있는지를 확인한 뒤에, 남쪽과 궁합이 맞는 녹색, 흰색, 오렌지색의 인테리어를 배치하고, 관엽 식물과 체중계를 놓는다. 이때 전신 거울은 체중계에 올라섰을 때 자신의 모습이 보일 수 있는 방향(서쪽 또는 남서쪽)으로 동쪽을 향하게 놓는다. 그리고 몸 사이즈와 체중을 점검한다.

다이어트의 첫걸음은 '정확한 측정'이 필수. 꼼꼼히 숫자를 메모해 두고, 무리하지 않을 정도의 목표를 세운다.

'몇 킬로그램이 빠지면 전부터 갖고 싶었던 액세서리를 사자!' 하는 목표를 세우고, 실현됐을 때 자신에 대한 칭찬의 의미로 선물을 사는 것도 좋다. 또한 침실의 동쪽이나 남쪽에 꼭 입고 싶었던 옷을 걸어 놓고, 매일밤 '그걸 아름답게 입어 내는 자신'을 상상하면서 잠드는 것도 좋은 방법이다. 그것은 '머릿속에 항상 담아 두고 있으면 반드시 이루어진다'는 풍수 이론에 근거한 것으로서, 이미지 트레이닝이라고 한다.

'아름다워지고 싶다', '살을 빼서 예뻐지고 싶다'는 소망은 남쪽의 파워가 이루어 줄 수 있다. 단, 집의 중심에서 볼 때 남쪽에 화장실이나 부엌 등 물을 쓰는 곳이 있으면 다이어트의 결단이 무디어진다. 안절부절못하기 때문에 폭식으로 치달을 수 있으며, 체형에 대한 자각이 없어지는 등 다이어트를 해치는 작용이 생기기 쉽다. 남쪽의 파워를 회복하기 위해서는 물 쓰는 주변을 철저하게 닦고 나서 관엽 식물을 두어 그러한 작용을 예방하도록 한다.

남쪽은 반짝반짝 빛나는 것과 궁합이 좋기 때문에 금색이나 은색의 금속성의 물건을 장식하는 것도 추천할 만한 일이다.

블루 계열의 식기를 사용한다

레스토랑에서 빨간색이나 핑크 등의 인테리어 색깔을 많이 쓰는 이유를 알고 있는가? 빨간색과 핑크 등의 따뜻한 색깔의 계열은 식욕을 촉진시키는 색이기 때문이다. 빨간색과 핑크색 계열의 식기와 식탁보 그리고 매트를 사용하면, 손님이 음식을 먹을 때 '맛있다', '좀더 먹고 싶다'는 기분이 들어서 가게의 매출로 이어지게 마련이다.

그런데 이 색의 마술은 가정에서도 일어난다.

'밥이 맛있어서 그만 과식하고 말았다'는 사람의 부엌의 인테리어와 식기를 보면, 모두 빨간색이나 오렌지 핑크 등의 따뜻한 색 계통을 많이 쓰고 있다. 더욱이 식사 때 불빛이 어두울 경우 실제로는 식욕이 한층 더 박차를 가한다고 할 수 있다. 손님이 많은 레스토랑을 보면 거의 모든 곳이 어둡다. 그것은 분위기를 연출하기 위해서이기도 하지만, 손님의 식욕을 고조시키는 효과도 있는 것이다.

여러분 집의 부엌은 어떠한가? 따뜻한 색 계열에다 조명을 약하게 해서 레스토랑 같은 분위기가 있다면 주의하라. 무심코 과식하여 먹을 때마다 후회하는 일이 생기게 된다. 그것을 방지하는 방법은 식기와 식탁보를 차가운 색 계열, 즉 파란색 계열로 바꾸는 것이다. 파란색은 '냉정함을 다시 찾는 색'이라고 알려져 있다. 비즈니스맨이 파란색 계통의 셔츠를 선호하는 이유는 파란색에 '초심으로 돌아간다, 산뜻해진다, 바른 판정을 내린다' 등의 힘이 있기 때문이다.

다이어트 중에 파란색의 식기를 사용하면 식욕이 없어지고, 머리에서 계산하면서 먹을 수 있는 여유를 얻을 수 있다. 그리고 식기는 조그마한 것을 쓰는 것이 원칙이다. 같은 100그램의 고기를 먹는다고 해도 큰 접시에 담으면 조금밖에 안 되는 것으로 보이지만, 작은 접시에 담는다면 고기가 많아 보여서 보는 것만으로도 만족도가 훨씬 높아진다.

숟가락과 젓가락도 얇은 것으로 바꾸도록 한다. 중화 요리에 사용하는 큼직한 젓가락이면 필요 이상의 음식을 입에 넣게 된다. '조금씩 입에 넣어, 천천히 잘 씹어서 먹는 것'이 다이어트의 대원칙이다. 빨리 먹는 버릇에 입안 가득히 음식을 넣고 씹는다든지, 삼키듯이 먹는 것은 비만의 3대 원칙에 들어가기 때문이다.

예를 들어 '식기를 바꿀 만한 여유가 없다'는 사람은 식탁에 파란색의 꽃을 장식하는 것만으로도 꽤 큰 효과를 볼 수 있다. 파란색 계열의 꽃은 '욕구 불만을 해소'하는 파워가 있기 때문에 다이어트 중의 안절부절못하는 마음을 없애는 작용을 한다.

식사할 때의 조명은 밝게 하도록 한다. 식탁을 밝게 하는 조명만으로 필요 이상으로 먹는 식구를 방지할 수 있다. 밝은 빛이 머리의 움직임을 활성화하기 때문에 '위(본능)'가 아닌 '머리(이성)'로 먹을 수 있도록 되기 때문이다.

조금 살이 찌고 싶은 사람 그리고 식욕이 없거나 입이 짧은 경우에는 빨간색과 핑크의 식기와 식탁보를 사용하거나, 따뜻한 색 계열의 꽃을 장식해 두면 좋다. 또한 요리에 빨간색 재료를 쓰는 것도 좋은 방법이다.

침실 문의 방위에 대해 안다

풍수에서는 '그 사람이 살이 찐 원인은 침실의 문의 방위를 보면 알 수 있다'고 생각한다. 침실의 중심으로부터 북방위에 문이 있는 경우에는 물 종류의 수분 섭취로 인하여 살찔 가능성이 높으므로 요주의. 차가운 주스나 맥주를 많이 마시면 몸이 붓기 때문에 필요 이상으로 마시는 것은 자제한다. 되도록이면 운동을 해서 땀을 내고, 신진대사를 원활히 하면서 몸을 단단하게 만들어 주어라.

침실 문이 동쪽일 때는 운동 부족이 원인이 되므로 주의한다. 외출할 때는 한 정거장 정도는 자전거나 차를 타지 말고 걸어 본다. 집에서는 가능한 한 몸을 많이 움직여서 먹은 칼로리를 소비하는 노력을 잊지 말도록 한다.

침실 문이 남쪽일 때는 다이어트에 대한 자각을 하기 어렵다. '아직도 나 정도면 괜찮아'라고 자신에게 거짓말을 하기 쉽다. 지금 혹시 허리 부분이 고무줄로 된 치마나 바지를 입고 계시지는 않는지. 그렇다면 남서쪽에 전신 거울을 놓고, 괴롭더라도 있는 그대로의 자신을 자각시킨다. 한번 붙은 배의 군살은 노력하지 않는다면 빠지지 않는다. 또한 이 타입의 사람은 다이어트 책이나 운동 기구를 사도, 집 안 어느 구석에 처박아 놓는 경우가 많다. 확실하게 실행하지 않

침실의 문 방위별 다이어트법

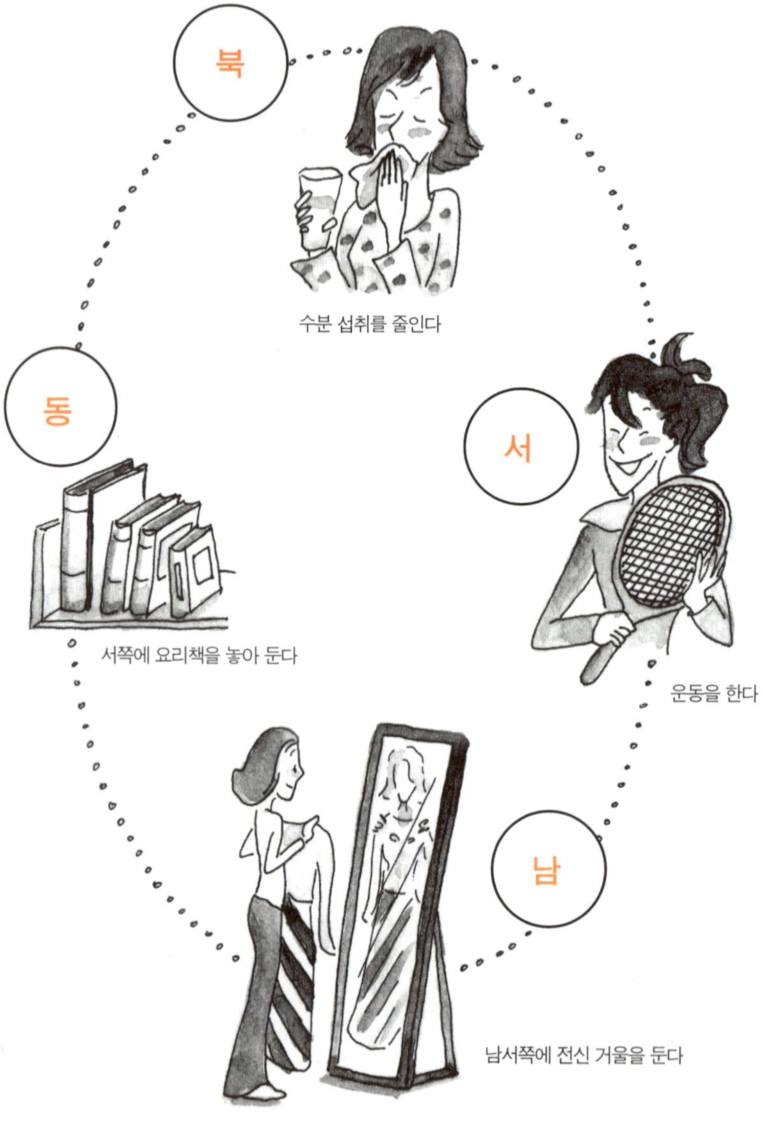

으면 몸이 날씬해지는 성과는 결코 얻지 못한다.

서쪽 방향으로 침실문이 나 있는 사람은 확실히 말해서 '과식'이 원인이다. 입이 심심한 나머지 자꾸자꾸 자기도 모르게 단 과자나 빵에 손이 가는 특징을 가지고 있다.

먹어도 먹어도 만족할 수 없는 경우에는 집안의 중심에서 서쪽 방향에 요리책을 놓아두면 식욕이 조금 감소한다.

스트레스

스트레스가 쌓였을 때는 먼저 심호흡을 3회 한다. 크게 숨을 들이마시고 천천히 배에서부터 숨을 내뱉는다. 이때 '몸의 가운데로부터 액을 내보낸다'는 이미지를 갖고 하도록 한다. 이것으로 몸에 충분한 산소가 원활하게 공급되어 병을 예방할 수 있다.

'병이 걸리는 모든 원인은 스트레스에 의한 산소 결핍'이라고 하는 설이 있다. 사람은 스트레스가 쌓이면 무의식중에 호흡이 가빠지고, 몸이 필요로 하는 산소를 충분하게 들이마시지 못하게 된다고 한다. 그 결과 신진대사가 원활해지지 못하고 안팎으로 여러 가지 트러블이 생긴다는 것이다.

'병은 기(氣)에서부터'라는 말이 있다. 역시 마음이 건강하지 않으면 건강을 손에 넣을 수 없다.

그런데 현실을 보면, 우리들 주변은 스트레스로 가득차 있다. 모두 무언가 고민을 한 가지씩은 안고 살고 있다. 특히 지금은 세기의 변화의 처음에 있으면서 '혼란의 시대'라고 불리는 대변화의 시대이므로 갑자기 오는 스트레스의 양도 적지 않다.

회사원이라면 명예 퇴직이나 정년 이후의 생활에 대한 고민이 있을 것이며, 주부라면 돈 문제나 가족 관계, 여직원이라면 연애

사업이나 인간 관계, 물론 조그만 어린아이는 아마도 집단 따돌림이나 친구에게 배척 당하는 두려움이 있을 것이다.

풍수에서는 스트레스를 '액'이라고 말한다. 거리에 나가 보면 '액'이라는 옷을 입고 걸어가는 사람을 많이 볼 수 있다. 지하철을 타면 성명이나 연령, 직업 등에 관계 없이 많은 사람이 녹초가 된 모습으로 의자에 앉아 있다. 즉, 여러분은 지쳐 있는 것이다. 예전 같으면 집안에서 할아버지나 할머니, 또는 근처에 고민을 잘 들어주는 어른이 있어서 문제를 현명하게 해결하도록 해주었다. 그렇지만 생활 스타일이 변화하고 '개인'이 우선되는 지금은 가까운 곳에 기댈 수 있는 사람이 점점 없어지고, 무슨 일이든지 자기 스스로 문제를 해결하지 않으면 안 되게 되었다. 물론 긍정적인 기분으로 그때마다 문제를 해결하면 좋지만, 긴 인생 중에 때로는 혼자서 책임질 수 없는 고민거리나 문제가 엄습할 때도 있다. 또한 기분 전환이 잘 되지 않아서 고민을 마음속에 담아 두는 타입의 사람도 있다. 스트레스를 현명하게 해소하지 않으면 마음이 산소 결핍이 되어 우울증이나 불안과 초조, 그리고 무기력을 불러일으켜 몸에 여러 가지 악영향을 미치게 된다.

행복의 기본은 밝게 웃는 얼굴과 긍정적으로 생각하는 마음이다.

스트레스가 쌓였을 때는 먼저 심호흡을 세 번 한다. 크게 숨을 들이마시고 천천히 배에서부터 숨을 내뱉는다. 이때 '몸의 가운데로부터 액을 내보낸다'는 이미지를 갖고 하도록 한다. 이것으로 몸에 충분한 산소가 원활하게 공급되어 병을 예방할 수 있다. 마무리는 손거울을 꺼내서, 빙긋이 상쾌하게 웃는 얼굴을 연습하는 것이다.

만성적인 스트레스로 고민하고 있는 사람은 지금부터 소개하는 풍수로 본래의 산뜻했던 자신을 되찾기 바란다.

꽃과 식물을 즐긴다

풍수에서는 대지의 파워가 부족하면 사람은 '참을성'이 없어져서 사소한 일에도 화내기 쉽게 된다고 한다.

특히 오늘날의 도심에서는 자연을 가까이서 느끼는 일이 거의 없어졌다. 하늘을 향해 우뚝 솟은 고층 건물이 늘어나면서 대지의 파워가 부족해져서, 금방 화를 내기 쉽고, 어떤 일을 할 때 최선을 다해 노력하지 않으며, 쉽게 우울해지는 현상이 만연해졌다.

사람은 발바닥에서부터 직접 대지의 파워를 흡수해서 안정이라고 하는 에너지를 몸속으로 보내어 튼튼한 마음과 몸을 자라게 한다. 만약 당신이 사소한 일로 끙끙 앓고 있으며, 무기력으로 무엇도 할 기분이 나지 않고, 어떤 일이 생길 때마다 나쁜 방향으로 생각하는 버릇이 있다면, 지금이라도 빨리 대지로부터 에너지를 받아서 마음을 침착하게 다스려야 한다.

무엇보다도 간단한 방법은 방에 꽃이나 식물을 놓는 것. 마당이나 베란다에 화분이나 화초를 가꾸는 취미를 가졌다면 더할 나위 없이 좋다. 길한 방향으로 산보할 시간조차 없을 정도로 바쁜 사람도, 온천에 갈 돈이 없는 사람도, 이 정도라면 일상 생활 속에서 가능하다. 꽃이나 식물은 대지의 결실을 상징한다. 대지의 영양을 흡수하여 아름다운 꽃을 피우고, 풍부한 열매를 맺는 식물은 '대자연의 파워'의 결실이다.

우리들이 아름다운 꽃이나 식물을 보면 마음이 온화해지는 이유는, 눈에는 보이지 않지만 꽃과 식물로부터 발산되는 대지의 파워를 피부로 확실히 감지할 수 있기 때문이다. 그러므로 꽃과 나무를 보는 것이 매우 중요하다.

풍수에서는 '어려운 일은 꽃으로 감춰라', '흉상 작용은 식물로 없애라'고 말한다. 그만큼 꽃이나 식물이 집에 약해진 파워를 단단하게 보충해 주는 것은 물론 기를 높여서 활성화해 주기 때문이다. 예를 들어, 약해진 서쪽 파워가 있는 집은 서쪽과 궁합이 좋은 노란색과 흰색의 꽃을 싱크대 주변에 장식해 두면, 약해진 서쪽 파워가 회복되어서 금전운이 높아진다.

동북쪽에 화장실이 있는 집이라면 동북쪽과 궁합이 좋은 흰색 꽃을 실내에 장식해 두면 기가 맑아져서 건강운과 재운, 상속운이 높아지게 된다. 특히 신경을 쓰지 못하거나 현관이나 수장과 같이 쉽게 더러워지기 쉬운 곳은 그 방향과 궁합이 좋은 색의 꽃을 장식해 둔다. 물론 꽃이나 식물이 사람에게 '릴렉스 파워'를 나누어주게 된다.

퇴근 후 집에 들어서는 순간 예쁜 꽃이나 관엽 식물이 있으면 무의식중에 마음이 온화해지지 않는가? 밖에서 마음 상하는 일이 있었다고 해도 꽃을 본 순간 '와, 예쁘다!' 라고 생각할 것이다. 실제로 '한순간의 기분 전환'은 마음의 액운을 없애는 데 큰 역할을 하게 된다. 꽃은 어떤 방위나 어떤 방에 장식해도 그곳의 파워를 맑게 해서 보는 사람의 기분을 밝게 해준다.

친한 사람과의 관계가 잘되지 않거나 사람을 믿을 수 없게 되었다면 북쪽에 따뜻한 색 계열의 꽃을 장식한다. 북쪽은 '마음'을 담당하는 방위지만, 이곳이 물을 다루는 곳이거나 현관이라면 조그만 일에도 마음이 불안정하게 된다. 꽃을 장식하고 궁합이 맞으면 마음이 안정되어서 부부 애정이나 부모 자식 간의 신뢰, 타인에 대한 다정함과 배려가 깊어져 사람과의 교제가 즐거워진다.

최근에 친한 사람과 슬픈 이별을 했거나 키우던 애완견이 죽어 버렸다면, 흰색과 핑크색의 꽃이 고독과 슬픔을 없애 줄 것이다. 흰색은 기를 정화해서 슬픔을 청산해 주며, 핑크색은 기분을 밝고 긍정적으로 변화시킨다. 친구나 애인이 없어져서 쓸쓸하다면 북쪽에 오렌지색의 꽃을 장식한다.

오렌지색은 '마음의 방어 자세를 없애 준다' 는 파워가 있으므로 가까이 가기 어려운 인상을 가진 사람에게 어울린다.

북쪽에 꽃을 꽂을 때는 '높고 크게' 가 기본이다. '나만 불리한 제비를 뽑는다', '어차피 나 같은 애는 뭘 해도 안 돼' 하는 비뚤어진 마음을 가졌을 때는 남서쪽에 노란색, 라벤더색, 빨간색 꽃을 짧고 넓게 꽂아 둔다.

금전운이 높아지는 것으로 알려진 노란색은 '자기 개혁' 의 파워가 있어 '이럴 일로 질 수 있나!' 하는 분발력과 근성을 북돋워 준다.

라벤더색은 불필요한 일로 번거롭게 되지 않으며 자기 자신에게 자신감을 갖게 되는 색이다. 빨간색은 마음에 활기와 활력을 주는 색이다. 특히 부끄러움을 많이 타고 어떠한 일에 있어 적극적이지 않은 사람은 빨간색을 많이 사용하면 좋다. 덧붙여서 '남서쪽에 빨간 열매가 열리는 관엽 식물' 로 부부 불화도 해소된다.

남편과 냉전 상태가 계속되고 있거나. 매너리즘 상태에서 탈출하고 싶은 사람은 꼭 한번 시험해 보라.

'연애 트러블로 고민하고 있다, 실연의 습관이 항상 따라다닌다, 불륜을 이제 끝내고 싶다' 면 서쪽에 노란색, 흰색, 핑크색 그리고 파란색 꽃을 둔다. 파란색은 '정에 약하지 않고 냉정하게 판

북

핑크색&흰색
고독과 슬픔을
없애 준다.

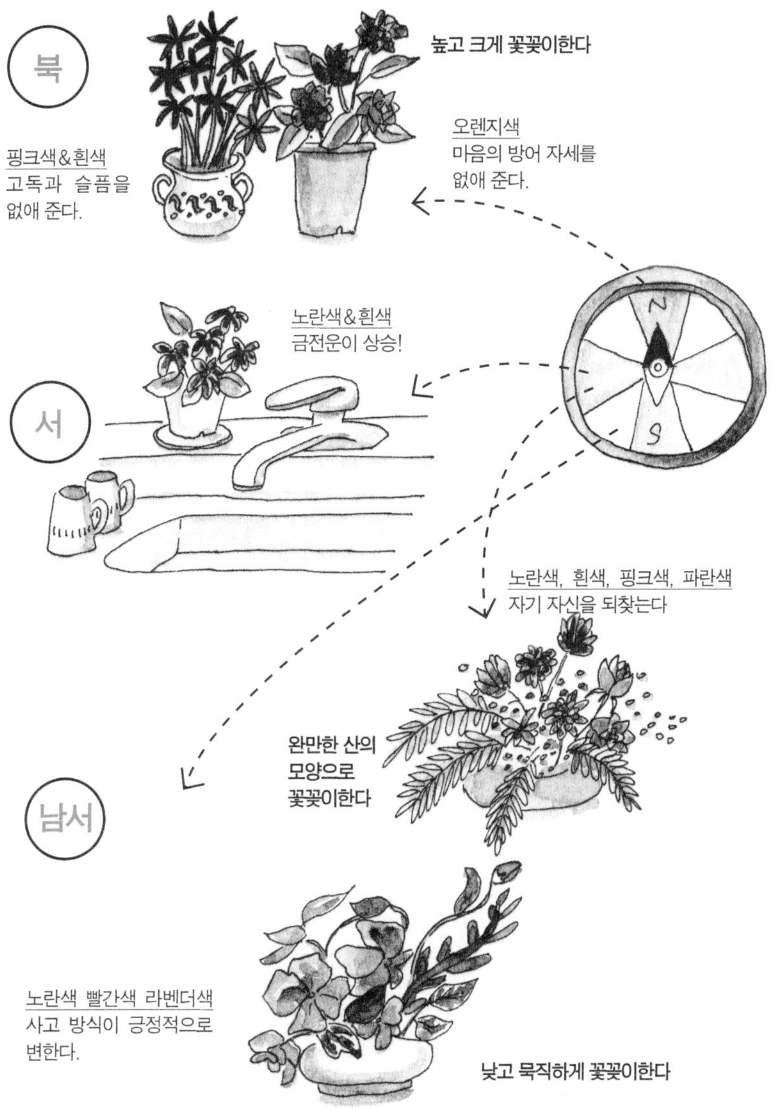

높고 크게 꽃꽂이한다

오렌지색
마음의 방어 자세를
없애 준다.

서

노란색&흰색
금전운이 상승!

노란색, 흰색, 핑크색, 파란색
자기 자신을 되찾는다

남서

완만한 산의
모양으로
꽃꽂이한다

노란색 빨간색 라벤더색
사고 방식이 긍정적으로
변한다.

낮고 묵직하게 꽃꽂이한다

단하게 된다, 자기 자신을 되찾을 수 있다, 욕구불만을 해소해 준다' 는 의미를 가진 색이다. 이러한 색으로 원만한 산의 이미지를 배열하는 것도 좋겠다.

매운 음식을 먹는다

풍수에서는 몸 속에 쌓인 액은 땀과 함께 흘러나온다고 한다. 즉 기분이 좋지 않을 때나 불만이 쌓여 폭발 직전일 때는 마음껏 땀을 내면 좋다. 운동을 해서 땀을 흘리고 난 뒤에 기분이 상쾌해지는 경험을 한두 번쯤은 했을 것이다. 그것은 체내에 쌓인 노폐물이 땀으로 되어 배출될 때에 스트레스도 함께 흘러나오기 때문이다.

책상에서 하루를 보내는 회사원이나 아이를 키우느라 바빠서 제대로 외출조차 하기 힘든 전업 주부는 다른 사람보다 땀을 낼 일이 적으므로 스트레스가 그만큼 쌓이기 쉽다. 짬이 나는 시간에 체조나 스트레칭 등으로 가능한 한 몸을 많이 움직여야 하는 것은 물론이고 그래도 발산되지 않는 스트레스는 '매운 음식' 을 먹어서 땀과 함께 흘려 내보낸다.

추천할 만한 메뉴는 빨간 고추를 듬뿍 사용한 인도카레나 스파게티 그리고 김치다. "맵다!"고 말하면서 먹는 동안 전신에서 땀을 흘리게 되어 액이 기분 좋게 배출되는 것은 물론 매운 맛이 마음에 탄력을 주어서 활력을 가지게 된다.

　노란색의 카레를 먹으면 금전운과 용기가 생기고, 얇고 긴 스파게티는 사람과의 관계가 넓어지고 연애운이 좋아지게 하는 작용도 동시에 얻을 수 있게 된다. 새우 칠리 소스 또한 좋다. 풍수에서는 원기를 회복하고 싶다면 빨간 요리를 먹으라고 말한다. 빨간색은 활력과 용기를 주는 색이므로 먹는 동안에 '내가 왜 이렇게 작은 일로 고민하고 있을까?' 라는 사실을 깨닫게 되어 고민이 없어질 것이다. 우울할 때, 아무 일도 하고 싶지 않을 때, 그리고 다시 시작하고 싶을 때는 '빨갛고 매운 요리' 가 마음에 활력을 넣어 준다. 물론 남편이나 아이가 힘이 없어 보일 때도 매운 요리 식단이 확실하게 효과적이므로 한번 시험해 보라. 그런데 다 만들어져 있는 음식을 근처에서 사 오는 것은 효과가 없다. 자기 자신이 직접 만들어야만 요리하는 사람의 기가 요리에 들어가게 되어 요리 재료가 본래 갖고 있는 파워가 2배가 되는 것이다.

　운이 좋은 여성이 만든 요리를 먹는 남성과 아이는 건강하고 행복하게 된다. 자신은 물론 가족의 건강을 위해서도 꼭 한번 '원기가 생기는 메뉴' 를 직접 만들어서 내놓아 보라.

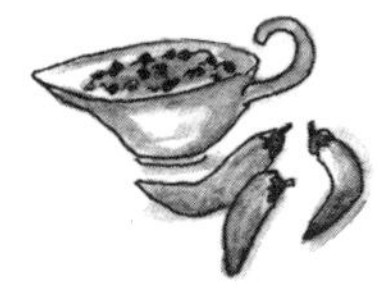

변비

풍수에서는 '뿌리 채소는 남서쪽의 파워를 가진 음식'이라고 말한다. 앞에서도 말했다시피 남서쪽은 '힘을 주고 버틸 수 있는 힘을 가진 방향이다.

변비의 정의에는 개인차가 있다. '이틀 이상 나오지 않으면 변비'라고 하는 사람이 있고, 4일을 기준으로 하는 사람도 있다. 일반적으로 하루 한번 화장실에 가는 것이 이상적이라고 말하고 있지만, 오래 전부터 같은 주기(리듬)라면 이틀에 1회 정도라도 변비라고는 하지 않는다.

그런데 변비로 고민하고 있는 여성이 의외로 많다. 가사와 육아에 쫓기는 주부는 물론 아침이 바쁜 직장 여성들은 화장실에 들어가는 타이밍을 놓치기 쉽기 때문이다. 회사에 가서도 일하다 보면 괴로워도 참게 되고 그동안에 화장실에 가고 싶은 느낌을 느끼지 못하게 된다고 한다. 그런데 변의를 느끼면서도 억지로 참게 되면 변에서 수분이 빠져나가 딱딱해져 버린다. 이렇게 몇 번을 참게 되면 변비가 습관화되므로 조심해야 한다. 배 안에 노폐물이 쌓여 있는 것은 체내에 '액'을 갖게 되는 것이다. 피부에도 좋지 않고 기분도 상쾌하지 않으므로 스트레스까지 생기게 된다. 아침에는 일찍 일어나서 규칙적인 아침 식사를 한 다음 누구에게도 방해받지 않는 '화장실 타임'을 만들어 본다.

풍수 개운 체조로 배의 움직임을 보충한다

변을 힘주어 나오게 할 때 필요한 것이 복근 근육의 작용이다. 역시 만성적인 변비로 고민하는 사람은 복근이 약하다고 한다. 복근을 단련하지 않으면 화장실에 앉아서 참고 버티기 힘들다. 이 얘기가 뭔지 짐작이 가는 분은 빨리 오늘부터 복근 근육 운동을 시작한다.

그와 동시에 장의 움직임을 보충하는 풍수 개운 체조를 실행한다. '풍수 개운 체조'는 방위의 파워를 흡수해서 몸의 액을 없애는 것과 동시에, 몸 안에 잠자고 있는 건강 파워를 불러 일으켜서 나쁜 상태를 개선해 나가는 체조다. 방위의 파워를 체내에 받아들이면서 하는 운동이므로, 확실하게 마음속에서 방위를 확인하면서 몸을 움직이는 것이 기본이다.

1 상체 비틀기

배근(등근육)을 곧게 펴고, 다리를 어깨 넓이로 펴고, 크게 3회 심호흡을 한다. 그리고 남서 방향을 향해서 정좌를 하고, 배근을 편 뒤 몸을 왼쪽으로 비틀어서 왼쪽 발의 바닥을 볼 수 있도록 한다.

이번에는 몸을 반대로 오른쪽 방향으로 비틀어서 오른쪽 발바닥을 본다. 좌우 방향을 각각 5회 천천히 한다. 이 운동은 장의 모든 운동력을 보충하는 것과 동시에 허리를 조이는 효과도 있기 때문에, 최근 살찌는 조짐을 보이는 사람에게도 추천할 만하다.

자, 그러면 왜 꼭 '남서 방향' 일까? 남서 방향은 참고 견디게 하는 힘을 주는 방위이기 때문이다. 남서쪽의 파워를 흡수함으로써 쉽게 변의를 느끼게 하여 화장실에 있는 시간이 괴롭지 않게 된다.

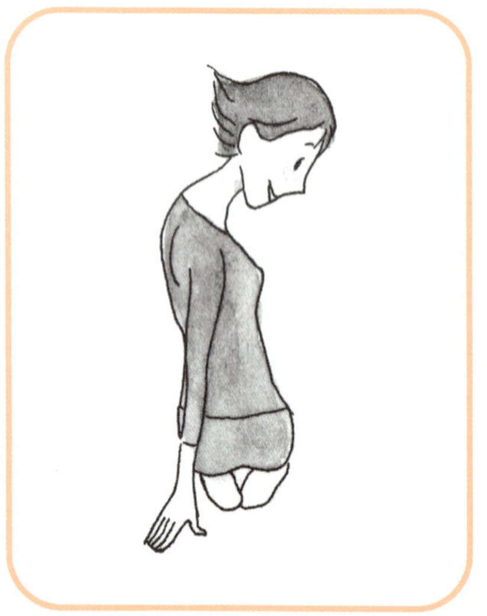

등을 곧게 펴고 정좌한 뒤 그대로 상체를 오른쪽 방향으로 비틀어 오른쪽 발바닥을 본다.

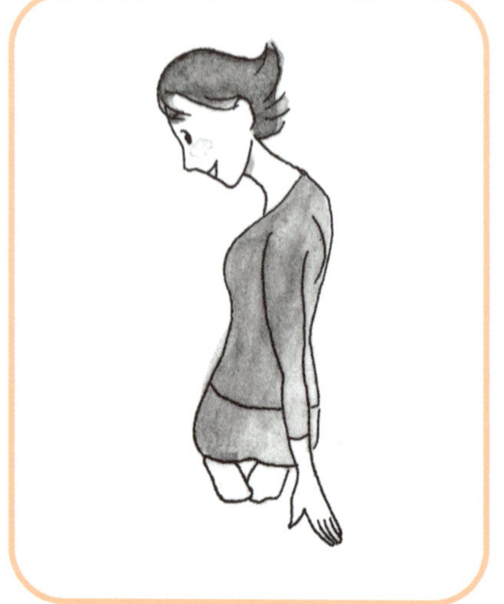

이번에는 반대쪽으로 비틀고 왼쪽 발바닥을 본다. 이 동작을 각 5회 실시한다.

2 상체 늘리기

　①번의 체조가 끝나면 이번에는 정좌한 그 자세로 바닥에 손을 대고 머리를 내린 다음 숨을 내쉬면서 배를 조여, 등을 천천히 둥글게 만든다. 그리고 그대로 바닥에 대고 손을 곧게 펴고 엉덩이를 뒤로 내밀듯이 하여 등을 뒤로 젖히듯 한다.

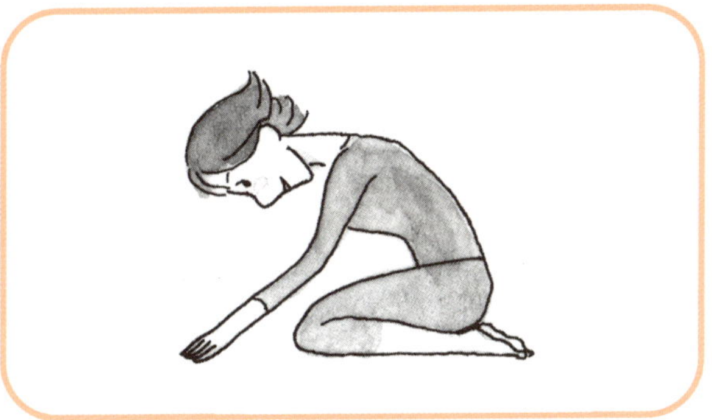

정좌하고 마룻바닥에 손을 대고 숨을 내쉰다. 그리고 배를 조이면서 둥글게 한다.

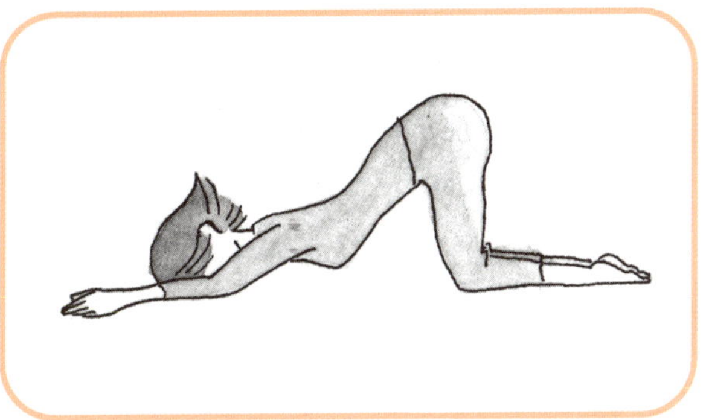

그대로 마룻바닥에 손을 대고 점점 앞으로 나간다. 엉덩이를 위로 들어올리고 등을 편다.

변비는 장내에서 변이 발효하면서 가스가 쌓이고 배가 팽팽해진다. 이 상체 늘리기 체조는 장에 자극을 주어 가스를 나오기 쉽게 하는 효과가 있다. 이것으로 점점 복부 팽창감이 해소되고 변의를 느낄 수 있을 것이다. 이러한 일련의 동작을 세 번씩 하도록 한다.

꼭 한번 시험해 보라. 그러나 허리가 아플 때는 무리하게 등을 뒤로 젖히지 않도록 한다.

뿌리 채소를 먹는다

탄수화물이나 육류는 손쉽게 섭취할 수 있지만 충분한 양의 야채를 섭취하는 것은 꽤 힘든 일이다.

변비에는 야채 샐러드를 먹어야 한다고 굳게 믿는 사람이 많은 것 같다. 그러나 양상치나 오이는 수분이 가장 많은 비중을 차지하기 때문에 많이 먹어도 기대했던 효과는 없다.

변비에 큰 효과를 볼 수 있는 것은 흙에서 자란 근채류 즉 뿌리 채소다. 우엉이나 고구마, 감자 등 흙에서 자란 야채에는 식이 섬유가 듬뿍 포함되어, 이런 종류의 야채는 '부피 있는 좋은 변'을 만들어 준다.

연근이나 우엉 볶음, 감자 조림 등 예로부터 서민들이 즐겨먹던 반찬은 변비 해소에 효과적이다. 고기를 좋아하는 서양인들이 '동양 여성 피부는 피부결이 곱고 깨끗하다'고 칭찬하는 것은 예로부터 이러한 반찬들을 먹어서 변비를 예방하고 있었기 때문이다.

뿌리 채소가 변비에 효과적인 이유는 이것뿐만이 아니다. 풍수에서는 '뿌리 채소는 남서쪽의 파워를 가진 음식' 이라고 말한다. 앞에서도 말했다시피 남서쪽은 '힘을 주고, 버틸 수 있는 힘을 가진' 방위다.

우엉이나 감자 고구마 등을 먹음으로써 체내에 남서쪽의 기가 흡수되어 확실하게 힘을 모으고, 변을 눌러서 밖으로 내보내는 파워를 얻을 수 있는 것이다. 또한 식사량을 줄여야 하는 다이어트 중에는 필연적으로 변의 양이 줄어들기 때문에 어떻게 해도 변비에 걸리기 쉽다. 그럴 때엔 철저하게 뿌리 식품을 먹어서 부피가 있는 좋은 변을 만들 수 있도록 노력한다. 무나 당근 등은 많이 먹어도 거의 칼로리가 없으니 먹을 때에 신경 쓰지 않아도 된다.

그리고 곤약이나 해초류, 버섯에도 식이 섬유가 풍부하게 있다. '1일 3식을 균형 있게, 특히 식이섬유는 철저하게 먹는 것' 이 심한 변비를 치료할 수 있는 지름길이다.

화장실을 노란색으로 인테리어한다

'서쪽을 노란색으로 장식하면 금전운이 높아진다' 는 말은 풍수의 기본이다. 그렇다면 '화장실을 노란색으로 장식하면 변비가 치료된다' 라는 말을 들어 본 적이 있는지?

절대 웃을 일이 아니다. 예전에 여성 사원의 변비 방지를 위해 회사의 화장실 벽을 진한 노란색으로 칠했더니 변비로 고생하는 직원이 한 사람도 없게 되었다. 그 덕분에 외부 사람들로부터 "선생님이 계신 곳에서 일하는 분들은 언제나

143

산뜻하고 맑게 웃으시네요. 대체 비결이 무엇입니까?"라고 칭찬을 들을 정도다.

여러분도 변비로 고생하고 있다면, 화장실을 노란색으로 꾸며 보도록 한다. 벽을 다시 칠하지 않고도, 실내에 노란색 꽃을 꽂아 두거나, 노란색 변기 커버나 슬리퍼를 두는 것만으로도 충분히 효과를 볼 수 있다. 다만 이 풍수는 깨끗한 화장실에서 하는 것이 조건이다. 지저분한 화장실에서는 '한시라도 빨리 이곳으로부터 나가고 싶다'는 생각이 무의식중에 들어서, 느긋하고 마음 편하게 용변을 보는 일이 불가능하게 되기 때문이다.

아주 쾌적하게 용변을 보기 위해서는 주변을 깨끗하게 정리하고, 창문이 있다면 공기를 부지런히 환기하며, 창문이 없는 경우에는 환풍기를 자주 돌린다. 그리고 변기 커버와 타올은 깨끗이 세탁하고, 되도록 햇빛에 말려서 사용한다.

변비가 만성이 되어 있다면 그릇에 소금을 담아 문간에 두면 증상이 점점 개선된다. 화장실에 노란색 물건을 두는 것뿐만 아니라 '노란색 팬티'를 입는 방법도 있다. 사람의 몸에 착용함으로써 그 색의 파워를 직접 피부로부터 흡수할 수 있으므로, 옷에도 신경을 쓴다면 파워를 더욱 많이 받을 수 있다. 특히 속옷은 직접 피부에 닿는 것이므로 그곳으로부터 받는 풍수적인 파워는 생각 이상으로 많다. 나는 옷을 고를 때, 언제나 미적 센스를 고려하기보다는 운이 좋은 것으로 고른다. 그 옷이 나에게 어울리든 어울리지 않든 운이 좋아진다면 그것으로 만족한다.

여러분도 옷과 속옷을 선택할 때는 '오늘은 어떤 운을 높여 볼까?' 하는 생각으로 골라 보는 것도 좋다. 금전운과 함께 변비 예방은 노란색, 건강운은 녹색, 연애운은 핑크색이라고 생각하며 옷을 선택한다면 망설이는 일도 없을 것이며 또한 항상 기분 좋게 출근할 수 있을 것이다.

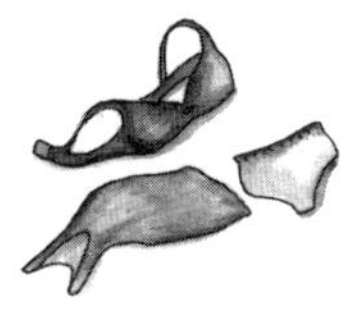

어깨 결림

많은 사람이 경험하는 어깨 결림이지만 이런 증상을 계속 방치해 두면, 만성이 되기도 하고 통증이 아주 심해지는 일이 있다. 어깨가 무겁고 돌릴 수가 없을 정도로 아프다든지, 등이 딱딱하고 어깨뼈 주변이 희미하게 아플 때는 먼저 원인을 알아내서 증상이 가벼울 때 해소하는 것이 중요하다.

만약 심한 어깨 결림이 장기간 지속될 때는 큰 병으로 발전할 가능성이 있으므로 자가 진단보다는 병원에 가서 전문의의 진료를 받아 보아야 한다.

일반적으로 일상적인 생활에서의 어깨 결림에 대한 원인으로 여러 가지를 생각할 수 있다. 그 가운에서도 제일 먼저 생각할 수 있는 것은 '정신적 스트레스' 라고 할 수 있다. 사람은 긴장할 일이 생긴다든지, 고민이 있어서 마음에 근심을 가질 때 말초 신경인 모세 혈관이 긴장하게 된다.

그런 상태가 장기간에 걸쳐 계속되면, 온몸의 혈액 순환이 원활치 못하게 되어 근육에 충분한 영양이 전달되지 않는다. 그렇게 되면 근육이 원활히 움직일 수 없게 되므로, 잔뜩 긴장하게 되어 '근육 결림' 증상을 경험하게 되는 것이다. 예를 들면, 많은 사람들 앞에서 발표할 일이 있거나, 보기 싫은 사람과 만나야 할 때, 그리고 시간은 없는데 어떻게 해서라도 지금 마무리하지 않으면 안 되는 빠듯한 작업 시간에 대처해야 하는 경우 자신도 모르게 어깨에 힘이 들어간다. 사람은 긴장을 하게 되면, 자기도 모르는 사이에 어깨가 올라가게 되고 방어 자세를 취하게 된다. 지금 자신이 그렇다고 생각되면, 제일 먼저 숨을 크게 들이마시고 있는 힘껏 어깨를 들어올린다. 그 다음 숨을 내쉴 때 어깨를 탁 하고 내려뜨리면 긴장감이 어느 정도 풀리게 된다. 어깨의 힘을 빼면 어깨부터 머리까지 향하는 혈행의 움직임이 좋아져서 마음이 편해지고 머리 회전 또한 빠르게 된다.

차나 비행기로 계속해서 이동할 때도 무의식중에 몸이 긴장하여 피곤하게 된다. 만일 피곤을 풀지 않고 잠자리에 들게 되면 다음날이 힘들어지므로, 아무리 힘들고 늦게 귀가하더라도 꼭 따뜻한 물에 몸을 담가 체온을 높게 하여 서서히 혈행을 회복시킨다. 유난히 어깨가 결린다고 느껴지면 샤워기를 어깨의 아픈 부위에 대고 뜨거운 물로 몇 분간 마사지를 한다. 이 마사지법을 꾸준히 하는 습관을 들이면, 나이가 들어도 어깨 결림이나 요통으로 고생하는 일은 없을 것이다.

여러분도 긴장을 했다고 느끼게 되면 자기 자신이 할 수 있는 방법으로 꼭 어깨 결림을 풀어 주어야 한다. 그리고 건강을 위해서는 무거운 짐을 어깨로 들어올리는 것과 같이 무리한 일은 하지 않는 편이 좋다. 자, 그러면 스트레스 이외의 어깨 결림이 생길 수 있는 원인을 다음과 같이 정리해 보자.

• 같은 자세로 장시간 동안 일을 한다.	Yes NO
• 컴퓨터 작업을 하는 등의 책상에 앉아서 보내는 시간이 많다.	Yes NO
• 안경 도수가 잘 맞지 않는다.	Yes NO
• 굽이 너무 높다든지 또는 자기 발에 잘 맞지 않은 신발을 신고 있다.	Yes NO
• 꼭 끼는 속옷을 입고 있다(특히 여성의 경우, 거들 같은 교정 속옷).	Yes NO
• 의자의 높이가 맞지 않는다.	Yes NO
• 씹는 이빨의 위아래 형태가 잘 맞지 않거나, 충치로 인해서 계속해서 한쪽으로만 씹고 있다.	Yes NO
• 언제나 한쪽 어깨로만 가방이나 짐을 드는 버릇이 있다.	Yes NO
• 베개가 너무 높으며, 이불과 침대가 딱딱하고 무겁다.	Yes NO
• 길상의 침실에서 숙면을 취하지 못하고 있다.	Yes NO

어떠한가? 이 가운데에서 자신에게 해당되는 사항이 1개라도 있다면 당장 오늘부터 고치도록 노력하자.

풍수에서는, 어깨 결림을 어깨에 붙은 액이라고 생각한다. 어깨에 붙은 액을 없애기 위해서는 목욕으로 몸을 따뜻하게 해주는 것이 최고. 그러나 욕조가 지저분하면 액을 없애기 힘들므로 깨끗하게 청소해 두어야 한다. 만일 욕조가 없다면 공중 목욕탕을 이용하는 것도 좋다. 단, 공중 목욕탕을 이용할 경우에는 일찍 새벽에 가는 것이 액막이에 효과적이다. 욕조가 있는 집은 욕실의 '액막이 파워'를 높이기 위해서 욕실의 방위와 궁합이 좋은 색의 물건과 소금(소금을 담은 그릇)을 놓아두는 것이 좋다.

예를 들어, 북쪽이 욕실이라면 핑크나 오렌지의 물건이 좋을 것이고, 동북쪽이라면 흰색의 물건이 좋다.

자! 여러분은 몸을 닦을 때 무엇을 사용하는가? 만약 젊은 여성이라면 바디브러시나 스펀지를 사용하는 경우가 있으리라 생각된다. 그런데 어깨 결림을 꼭 해소하고 싶다면 수건이 효과가 좋다.

우선 욕조에서 몸을 따뜻하게 한 뒤에, 수건의 끝 부분을 양손으로 잡고 그대로 등 뒤로 돌린 다음, 위 아래로 움직여서 구석구석을 닦는다. 오른쪽 손을 먼저 위로 해서 닦았다면 이번에는 왼쪽 손을 위로 해서 닦는다. 이러한 방법은 어깨 결림을 푸는 데 좋은 운동이 될 뿐만 아니라, 손이 잘 닿지 않는 곳을 다른 어떤 도구보다도 깨끗하게 더러움을 없애 주므로 기분까지 상쾌해진다. 목욕을 끝낸 뒤에는 깨끗하게 빨아서 햇빛에 잘 말린 운 좋은 수건을 사용한다. 이렇게 폭신폭신한 수건은 햇빛의 파워를 흡수했으므로 액이 제거될 뿐만 아니라, 건강운도 높여 주는 작용을 하게 된다.

수건의 색깔은 가능하다면 무지갯빛이 좋다. 또한 7가지 색을 갖추어 놓고 그날의 기분에 따라 쓰는 것도 좋다. 빨간색은 혈액 순환을 촉진시키며, 녹색은 피로 회복, 흰색과 파란색은 스트레스 해소, 보라색은 건강 유지, 노란색과 주황색은 마음이 긍정적이고 적극적이 되며 핑크색은 마음이 즐거워진다. 목욕 뒤에는 액이 없어져서 몸과 마음이 깨끗이 된 상태이므로, 될 수 있으면 잠자리로 직행하여 내일을 위해 푹 자 두는 것이 제일 좋다.

풍수 개운(風水開運) 체조로 어깨의 긴장감을 없앤다

위의 모든 어깨 결림은 '무의식중의 어깨 긴장' 으로부터 생기게 된다. 그러므로 긴장을 그때그때 풀어 주는 풍수 개운 체조를 소개해 보겠다. 이 체조를 할 때 방향은 남쪽을 향해서 동작을 크게, 그리고 남쪽으로부터 받는 파워를 상상하면서 하도록 한다.

1 태양을 따라 목 회전하기

등 근육을 곧게 펴고 양쪽 발은 어깨 넓이로 벌리고 선 다음, 심호흡을 세 번 하도록 한다. 이때의 호흡 방법은 코로 크게 숨쉬고 천천히 입으로 숨을 토해 내는 복식 호흡이다.

동북쪽을 향해서 서서 발은 어깨 넓이로 벌린 다음, 양손은 어깨 높이로 올려서 크게 벌린다. 이때 '머리는 태양, 양손은 지평선' 이라고 상상하라. 이 운동의 의미는 '동쪽에서 아침해가 뜨면 그 해는 남쪽을 지나 서쪽으로 지면서 북쪽을 지나서 동쪽으로 다시 돌아온다'는 것을 몸으로 표현한다. 태양의 움직임 그대로 생각하면서 머리를 천천히 회전하는 것으로, 어깨 결림은 점점 풀어지게 된다. 먼저 동쪽, 다시 말하면 머리를 오른쪽으로 향하게 한 다음 '자 지금부터 태양이 떠오른다'고 머릿속으로 그리면서 천천히 머리를 돌린다. 머리가 위를 향하게 됐을 때 그때가 바로 태양이 지나가는 남쪽이다. 그 다음 태양이 서쪽으로 지는 것처럼 머리를 왼쪽으로 돌리고, 마지막으로 북쪽, 즉, 머리를 아래 방향으로 향하게 한다. 이러한 일련의 동작들은 다섯 번씩 실행한다.

만약 어깨가 아플 때에는 무리하게 머리를 돌리지 말고, 실행 가능한 범위 내에서 하도록 한다.

● **태양을 따라 목 회전하기**

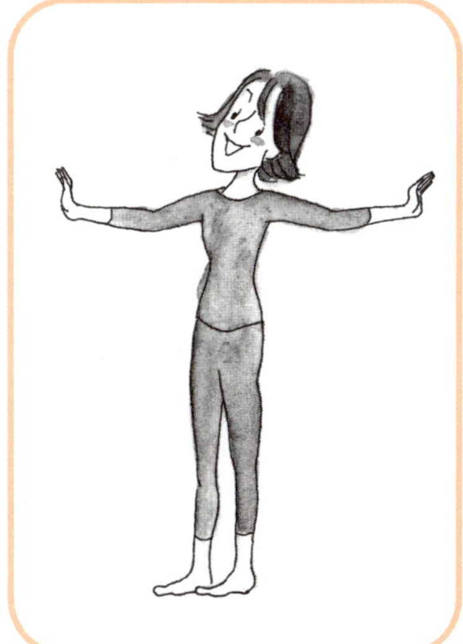

발을 어깨 넓이로 벌리고 등 근육을 펴고 선다. 먼저 동쪽부터 머리를 회전시킨다.

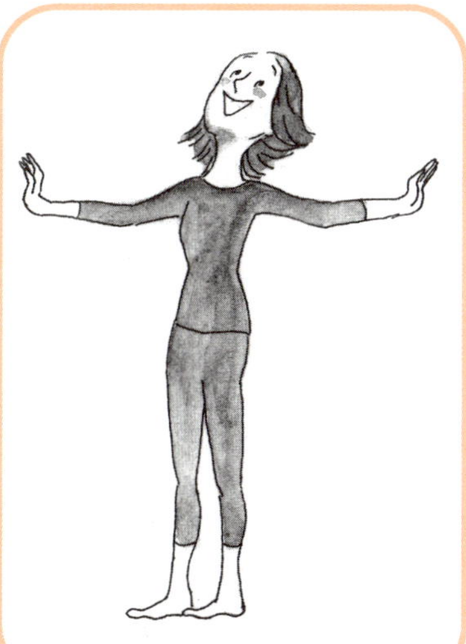

천천히 머리를 돌리면서 머리가 위쪽을 향할 때 '태양이 지금 남쪽을 지나가는 중'이라고 이미지화하면서 동작을 한다.

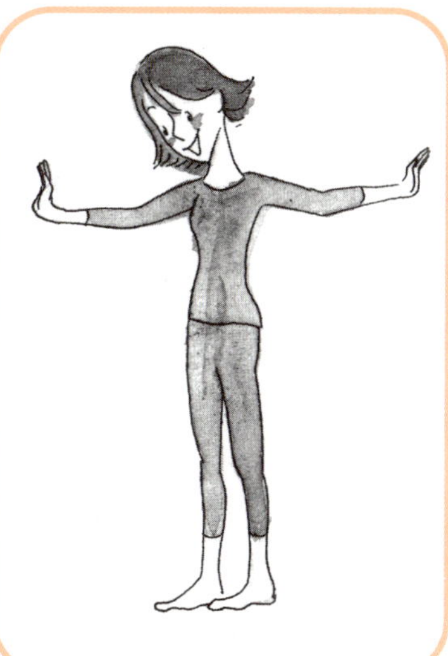

태양이 서쪽으로 지는 것처럼 얼굴을 서쪽으로 향하게 하고, 마지막으로 얼굴을 아래로 향하게 한다.

2 천천히 어깨 돌리기

이 체조는 언제 어디서나 실행 가능하다. 주부라면 집안일을 하는 틈틈이, 직장인은 업무중 잠깐 휴식을 취할 때에 할 수 있다.

책상에 앉아 있는데 어깨가 결릴 때는 의자에 앉은 채로 어깨를 한번 돌려 주는 것만으로도 어깨와 등에 쌓인 혈액이 순조롭게 흐르게 되어서 결리는 증상이 개선된다.

양쪽 발을 어깨 넓이로 벌린 다음, 양손을 가볍게 주먹을 쥐고 좌우의 쇄골 앞으로 가져온다. 그리고 어깨뼈 근처의 근육이 늘어나는 것을 의식하면서, 천천히 동작을 크게 하면서 어깨를 바깥쪽

● **천천히 어깨 돌리기**

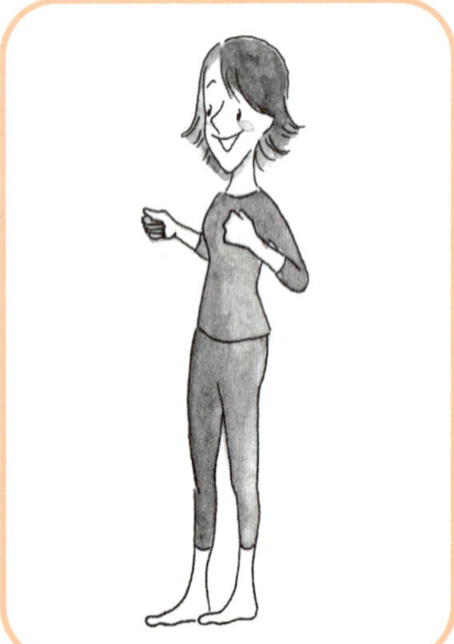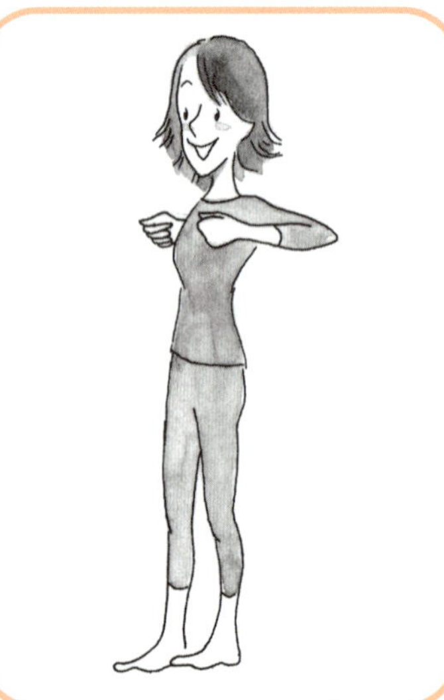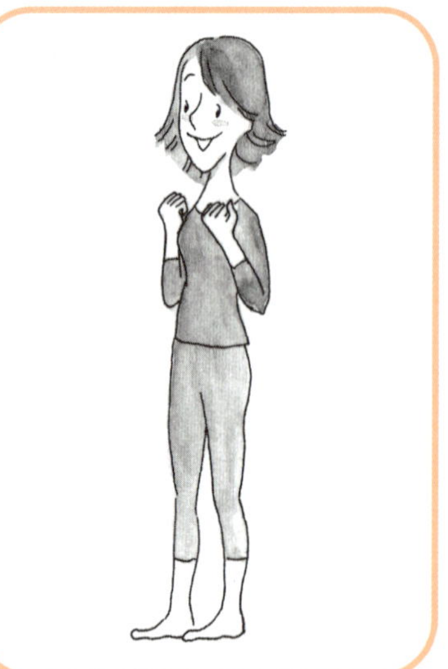

발을 어깨 넓이로 넓혀 선 다음 가볍게 쥔 양손을 쇄골 앞으로 가져온다	어깨뼈 근처의 근육이 늘어나는 것을 의식하면서 천천히 어깨를 큰 동작으로 돌린다.	다섯 번 실행한 뒤 이번에는 역회전으로 같은 동작을 다섯 번 실행하면 어깨가 가벼워진다.

으로 돌려 준다. 이때 팔꿈치는 되도록 바깥쪽으로 내뿜듯이 돌리는 것이 비결
이다. 5회 실행하였으면 이번에는 역회전, 즉 어깨를 천천히 안쪽으로 5회 돌려
준다.

3 가슴과 등 펴기

앞으로 상반신을 구부린 자세로 작업을 계속하게 되면 등 근육이 피곤해져서
어깨부터 등에 걸쳐 결리는 증세가 생긴다. 그럴 때는 이 운동으로 재충전한다.

양쪽 발을 어깨 넓이로 벌리고 선 다음 등 근육을 편다. 양팔을 가슴 앞으로
교차하게 하고 어깨를 감싸 안는다. 그리고 나서 그 상태로 천천히 상체를 앞으

● 가슴과 등 펴기

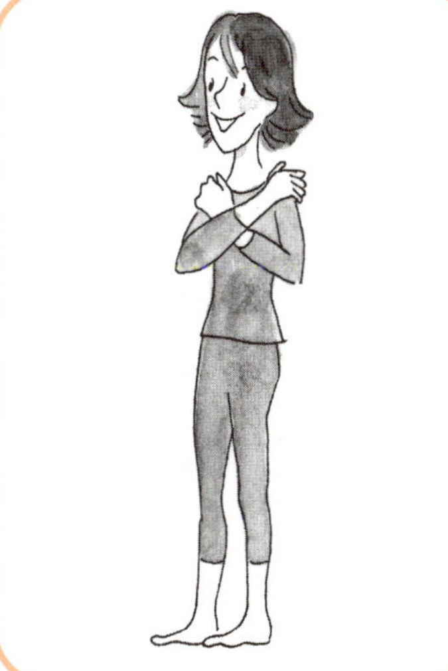

발을 어깨 넓이로 벌리고 선 다음 등
근육을 편다. 가슴 앞에 양팔을 교차
시키고 어깨를 감싸안듯이 동작을 취
한다.

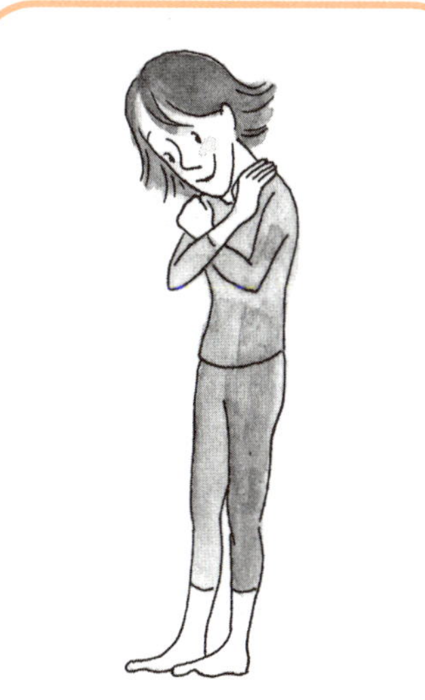

그대로 상체를 천천히 앞을 내려뜨
린다. 되도록 등 근육을 편 채로 등
근육이 쭉 펴져 있다는 것을 의식한
다.

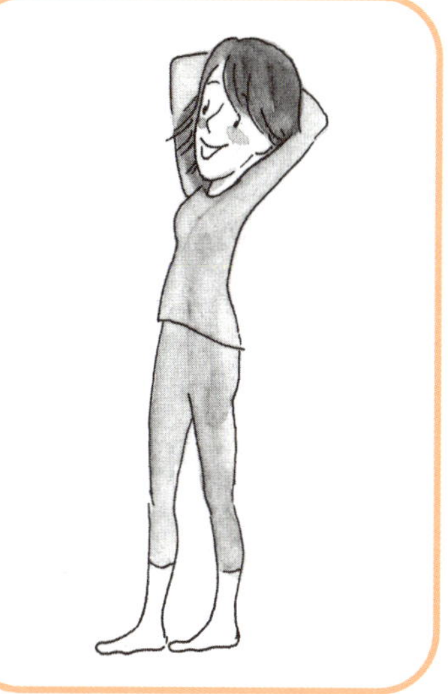

천천히 상체를 일으키고 원래의 위
치로 돌아간다. 다음은 양팔을 머리
뒤쪽으로 하고 팔꿈치를 뒤로 당기
듯이 하여 가슴을 뒤로 젖힌다.

로 내려뜨린다. 이때 등 근육이 쭉 펴지는 것을 의식하면서 실행한다. 그리고 천천히 상체를 일으켜서 원래의 자세로 되돌린다. 그다음에 양팔을 머리 뒤로 하고 팔꿈치를 뒤로 당기면서 서서히 가슴을 뒤로 젖힌다. 이러한 일련의 동작을 3회 실행한다. 만약에 등이 아플 때에는 무리하지 말고 가능한 범위 내에서 하도록 한다.

4 정좌(正座)하고 팔꿈치 들어올리기

등과 어깨의 결림을 없애는 운동이다. 동북쪽을 정좌를 하고,등 근육을 곧게 펴고 양손을 등뒤로 하여 깍지를 낀다. 복식 호흡으로 숨을 천천히 내쉰다. 등 근육을 편 채로 천천히 상체를 앞으로

● 정좌하고 팔꿈치 들어올리기

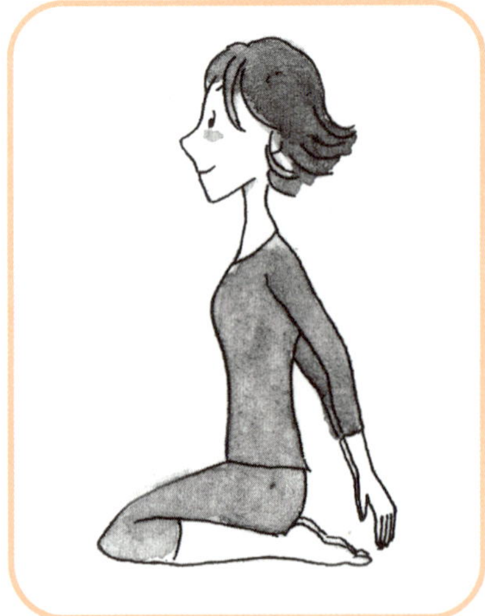

동북쪽을 향하여 정좌하고 양손을 등뒤로 돌려 깍지를 낀다. 호흡은 복식호흡으로 천천히 들이내쉰다. 등을 펴지 않고 구부리면 효과가 없어지므로 주의한다.

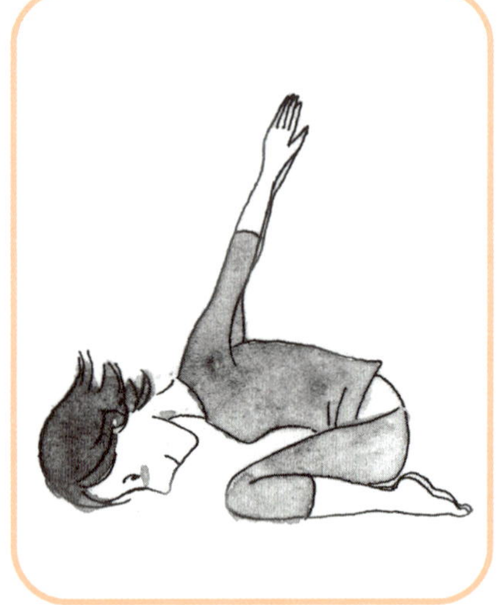

그대로 천천히 상체를 앞으로 내리고 팔은 위로 올린다. 이마가 바닥에 닿으면 그대초 3초간 정지한다. 이 동작을 5회 반복한다.

내려뜨리고 팔은 어깨 뒤쪽으로부터 올린다. 올린 팔은 가능한 한 높은 곳까지 올려 준다. 이마가 바닥에 닿게 되면 그 자세로 3초간 정지한다. 이 동작은 5회 되풀이한다.

5 빙글빙글 팔 돌리기

이 동작은 언제 어디서라도 가능하고 어깨 결림이 있는 사람에게 확실히 기분 좋은 운동이다. 나도 원고 쓰는 틈틈이 하고 있다.

양쪽 발을 어깨 넓이로 벌리고 선 다음 등 근육을 쭉 펴고, '만세' 하는 것처럼 양손을 위로 올린다. 그리고 그 자세로 팔을 조그만 원을 그리듯이 빙글빙글

● 빙글빙글 팔 돌리기

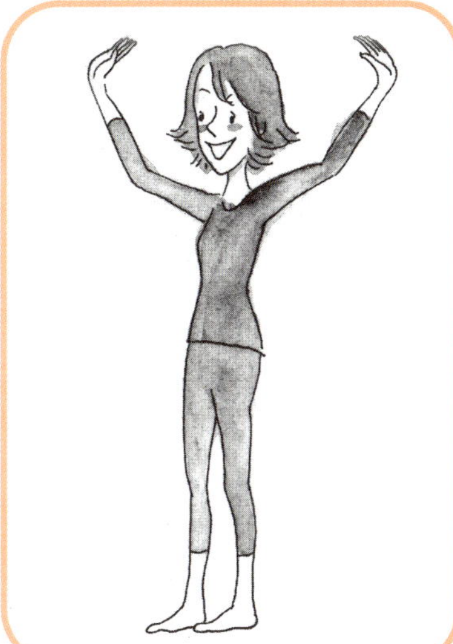

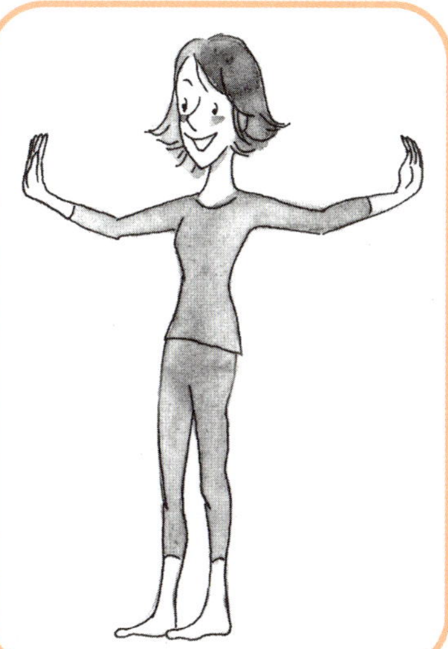

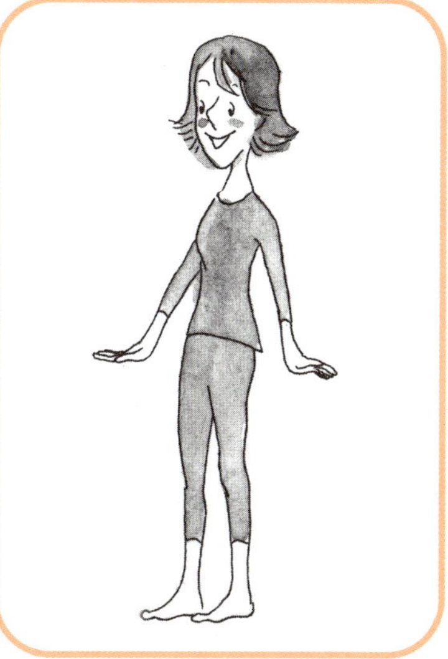

발을 어깨 넓이로 벌리고 선 다음 등을 곧게 편다. '만세' 하는 것처럼 양손을 위로 올리고 팔을 작게 빙글빙글 돌리면서 천천히 아래로 내려온다.

팔은 몸에서 아주 가깝게 움직이는 것이 비결. 자신에게 맞는 빠르기로 팔을 돌린다. 아프지만 기분이 좋게 느껴지면 근육이 뭉쳐져 있다는 증거.

팔이 허벅지까지 내려오면 그대로 팔을 빙글빙글 돌리면서 다시 팔을 천천히 위로 올린다.
이 모든 동작을 연속적으로 3회 실시한다.

회전하면서 천천히 아래로 내린다. 팔은 앞으로 내밀지 말고 몸의 가장 옆선이 되는 곳에서 움직이는 것이 요령이다. 아프지만 기분 좋게 시원한 곳이 있다면 그곳이 바로 당신의 아픈 곳이 된다. 팔이 허벅지까지 내려오면, 또다시 팔을 빙글빙글 회전하면서 위로 올린다. 이 일련의 동작을 3회 실행한다.

요통의 괴로움은 한번 경험해 보지 않고는 모른다고 한다. 내가 아는 사람들 가운데 '중증의 요통이 되어 움찔할 정도의 통증으로 인해 숨을 쉴 수 없을 정도로 허리가 아프다.'고 하는 사람과, '허리가 아파서 의자에 앉는 것조차 힘들다.' 등 아픔을 호소하는 사람이 적지 않다. 여러분 가운데도 움찔할 정도의 허리 통증까지는 아니더라도 자세가 별로 좋지 않다든지, 장시간 동안 앉아서 일을 하거나 무거운 짐을 드는 일이 있을 때 뭐라고 말할 수 없는 희미한 아픔 같은 것을 허리에서 느낀 분이 있을 것이다. 물론 날카로운 아픔을 동반할 때도 있다.

이렇듯 울혈(鬱血 : 병이 난 곳의 정맥이 확대되어 충혈을 이루는 증세)이 원인이 되어 요통이 생긴 경우에는, 어깨 결림과 마찬가지로 샤워기를 허리에 대고 뜨거운 물로 몇 분 간만 마사지를 해도 꽤 치료가 된다. 또한 이럴 때는 발바닥을 마사지하는 것도 좋은 방법이다.

'발바닥에는 몸 전체의 급소가 집중되어 있다.'고 한의학에서는 생각하는데, 그 가운데서도 발뒤꿈치는 허리를 직접 연결하는 급소라고 한다. 그러므로 허리가 아플 때에는 신발을 벗고 뒤꿈치를 주무르거나, 아니면 발가락 사이로 손가락을 넣고 꾹꾹 누른다든지 또는 발가락 하나하나를 손가락으로 잡고 빙빙 돌려 주면 혈액 순환이 보충되어서 허리와 몸이 편안하게 된다. 만일 허리가 차가워져서 통증이 생겼다면, 뜨거워지는 시프를 허리에 붙이거나 수건을 뜨거운 물에 푹 담가 꼭 짠 다음 허리에 놓아두고 그대로 5~10분 정도 꼼짝 않고 있는 방법도 좋다. 이렇게 허리를 따뜻하게 하는 것만으로도 혈액 순환이 좋아져서, 몸이 따끈따끈해지고 요통이 훨씬 나아진다. 뭐라 해도 허리는 몸을 지탱하는 가장 중요한 부분이다.

무겁다, 나른하다, 아프다 등의 증상을 그냥 방치하면 만성 요통이 되므로 주의해야 한다. 만일 요통의 정도가 한층 더 심해질 경우에는 추간판 헤르니아(脫腸) 등이 될 염려가 있으므로, 자가 진단은 되도록 피하고 병원에 하루 빨리 가서 의사의 진단을 받는 것이 안전하다.

두부를 먹는다

풍수에서는, '숨을 쉴 때 움찔할 정도의 허리 통증을 동반하는 병은 동북쪽의 흉상이 원인' 이라고 한다. 내가 취재하는 여러 곳을 방문할 때 "남편이 요통으로 고생하고 있어요.", "요통으로 아파서 힘이 들어요."의 경우에 보통 동북쪽을 보면, 화장실이나 욕실 등 물 쓰는 곳이 있다. 즉 동북쪽의 파워가 떨어져서 허리에 트러블이 생기게 되는 것이다. 이런 경우에는 먼저 물을 쓰는 장소를 깨끗이 청소하고 난 다음, 인테리어 소품은 흰색 계열 1가지로 한다. 그리고 나서 그릇에 소금을 담고 문간에 놓아두어 동북쪽의 파워를 회복한다.

주거 환경을 정리하고 난 뒤에는 음식 환경을 정리한다. 동북쪽의 파워가 약해진 집에는 그 집에 사는 사람의 몸 속에서도 동북쪽의 파워가 부족해지므로 먹는 음식으로 보충해야 한다.

동북쪽과 궁합이 제일 좋은 음식은 '두부' 다. 왜냐하면, 동북쪽은 '색이 하얗고 모양이 사각인 것' 과 궁합이 좋기 때문이다. 게다가 두부는 뼈를 튼튼하게 하는 칼슘 성분이 많은 식품이다. 칼슘 성분은 마음의 초조함도 없애 주는 역할을 하므로 스트레스성 요통에 뛰어난 효과를 보인다. 두부를 먹을 때는 그대로 먹는 것보다는 불에 익혀서 먹는 것이 좋다. 풍수에서는 날것으로 먹는 것보다 익혀 먹는 것이 음식물의 파워가 높아진다고 생각하기 때문이다.

두부 이외의 식품으로는 반편(일본에서 어묵과 같이 인기 있는 식품. 다진 생선 살과 마 등을 갈아 넣고 반달형 모양으로 쪄서 굳힌 식품)이나 토스트 그리고 사각형의 찹쌀떡에 콩가루나 설탕을 묻혀서 먹는 것이 좋다. 이런 하얗고 사각의 모양을 가진 것들이 동북쪽의 파워를 가진 식품이다.

크게 기지개를 편다

일이나 공부 또는 장시간 동안의 운전 등으로 상반신을 앞으로 구부린 자세를 계속하고 있으면 등의 근육이 피로해져서 요통이 생기기 쉽게 된다.

요통을 예방하기 위해서는 1시간에 1회 정도 크게 기지개를 펴면서 등을 쭉 편다. 의자에 앉아서 할 경우는 의자 등받이에 등을 기대고 깊숙이 앉아, 양손을 위로 올리고 등이 약간 뒤로 휠 때까지 쭉 펴도록 한다.

또한 전후굴 운동(前後屈運動)으로 허리의 혈액 순환을 도와 주는 방법도 있다. 이 운동은 먼저 양쪽 발을 어깨 넓이로 하고 선 다음 천천히 상반신을 앞으로 굽혔다가 다시 천천히 뒤로 젖힌다. 한 가지 주의할 점은 허리가 아플 경우 무리하게 젖혀서는 안 된다는 것이다.

누울 경우에는 큰 목욕 타올을 세로로 동그랗게 말아서 허리 아래에 놓고 위를 보고 눕는다. 너무 두꺼워서 아플 때는 타올을 넓게 접는 등 누워서 기분 좋을 높이로 조절한다. 30초마다 조금씩 타올의 위치를 이동시켜서 허리부터 등 전체를 자극하면 좋다.

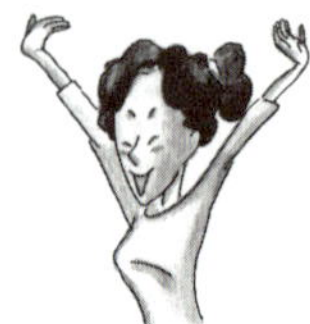

이 체조는 만성 요통에 효과가 있다. 동북쪽을 향해서 양쪽 발을 어깨 넓이로 하고 선 다음 등을 곧게 펴고 양손을 허리에 댄다. 호흡은 복식 호흡을 한다. 그리고 숫자의 8자를 그리듯이 천천히 허리를 돌린다. '8자로 허리 돌리기'는 10회 실행하는 것이 기본이지만, 이것 역시 허리가 아플 때는 무리하게 하지 말고 가능한 범위 내에서 하도록 한다. 이 운동은 허리의 혈액 순환이 잘되게 하므로 요통뿐만 아니라 생리통에도 효과가 있다. 하지만 급성 요통인 경우에는 해서는 안 된다.

생리통

　풍수에서는 운이 좋은 여성이가정과 사회를 좋게 만든다고 본다. 그래서 '여성이 행복해지는 일'을 무엇보다도 우선으로 여기고 있다. 그래서 연애운이나 결혼운이 좋아지는 방법은 물론 '생리통을 완화하는 풍수'까지도 연구되고 있는 것이다.

　여성의 생리는 북쪽이 담당한다. 보이지 않는 곳에서 조용하게 자라나는 힘을 가진 북쪽은 '수태'의 방위라고 말할 수 있다. 즉 여성의 자궁 기관에 영향을 주는 방위가 된다. 그러므로 집의 북쪽이 길상이면, 그 집에 사는 여성은 여성적인 기능이 활발해지고 생리나 출산이 쉬워져서 행복하게 생활할 수 있다. 반대로 북쪽이 흉상이면, 생리 전에 왠지 불안해지거나 피부가 거칠어지고, 생리 기간을 힘겹게 보내게 된다. 만일 생리할 때에, '무언가 트러블이 있다'고 느끼면 집의 중심으로부터 봐서 북쪽인 곳을 점검해 본다. 혹시 현관이 있거나 부엌 또는 화장실 등 물과 관계된 곳이 있지 않은가?

현관이 배치되어 있다면 우선 현관 바닥을 물로 깨끗이 닦고, 핑크색이나 와인색, 오렌지색의 꽃을 꽂아서 장식해 본다. 물과 관련 있는 장소라면 북쪽과 궁합이 좋은 흰색과 와인색, 핑크색의 물건으로 새로이 장식해서 실내를 따뜻한 느낌이 드는 공간으로 만든다.

특히 화장실이 북쪽에 있으면 하반신이 차가워지기 쉬워 생리통을 불러일으키는 경향이 있으므로 온열 효과가 있는 난방 변좌(비데)를 설치하는 것이 좋다. 또한 생리로 인한 빈혈이 생기기 쉬우므로, 그럴 때는 건포도, 검정 깨, 톳(바다에서 나는 식용 식물), 북쪽의 힘을 가진 '검은 식품'을 먹으면 개선된다.

마음이 편안해지는 음악이 북쪽에서 들려오게 한다

생리 기간이 다가오면 눈물이 흔해진다, 생리 중에는 이유 없이 마음이 초초해진다, 조그만 일에 쉽게 화를 낸다 등등의 문제점을 호소하는 여성이 많다. 이러한 현상은 여성 호르몬의 움직임 때문이다. 여성의 몸과 마음은 남성과는 달리 매우 섬세하게 만들어져 있다.

한의학에 의하면, '노여움은 마음에 마이너스 기운을 주어 근육을 긴장하게 한다.'고 한다. 자궁은 '근육'으로 만들어진 장기(臟機)이기 때문에 스트레스가 느껴지면 크게 수축한다. 근육이 수축하면 혈액의 흐름이 나빠지고 골반 안에서는 울혈이 생긴다. 즉 피의 흐름이 나빠져서 생리통이 생기는 것이다. 그러므로 생리통을 예방하는 방법은 마음을 초조하게 갖지 말고 화도 내지 않는 것이다. 그리고 생리 시작 1주일 전부터 생리 끝날 때까지의 기간을 '마음을 돌보는 기간'으로 생각하고 될 수 있으면 긴장을 풀어 마음과 몸을 편안하게 한다. 자신이 좋아하는 향의 허브 차를 마신다든지, 아로마 테라피(향으로 마음을 편안하게 만드는 방법) 목욕을 하거나, 화초나 꽃을 가꾸는 일이 도움이 된다. 오랜만에 멋을 내서 자신을 예쁘게 꾸미고 친구와 함께 쇼핑을 하러 간다든지, 맛있는 저녁을 먹으며 즐기는 것도 추천할 만하다.

그래도 가장 손쉽게 마음이 편해지는 좋은 방법은 역시 음악을 듣는 것이다. 사람은 누구라도 자기가 좋아하는 음악을 들으면 마음이 온화해지고 기분이 밝아지게 된다. 하루종일 바쁘다면 잠자기 전 30분 정도라도 음악에 귀를 기울여 보도록 한다. 따라 불러 보는 것도 좋다. 특히 추천하고 싶은 것은 비 오는 소리, 새 소리, 물 흐르는 소리 등 대자연을 그대로 녹음해 놓은 환경 음악이다.

신경이 날카롭고 흥분되어 있을 때는 '파도소리'가 마음의 액을 부드럽게 씻어 준다. 이 파도소리는 불면증에도 효과가 있으니 꼭 한번 해 보라. 북쪽에 오디오를 놓고 그 옆에는 북쪽과 궁합이 좋은 핑크색 꽃을 장식한 다음, 북쪽으로부터 음악을 흐르게 하면 된다. 이것만으로도 안정감, 편안함, 온화함이라고 하는 북쪽의 파워를 체내에 흡수하게 되는 것이다.

생리통을 부르는 또 하나의 요인은 냉방병이다. 냉방병도 스트레스와 마찬가지로 자궁 내의 혈액 순환이 잘 되지 않아 생기는 증상이다. 그러므로 생리 중에는 배까지 감싸는 약간 큰 치수의 바지를 입어 배를 따뜻하게 한다.

또한 거들이나 보디슈트처럼 몸을 조이는 것은 금물이다.억지로 몸을 조이면 하반신의 혈액 순환이 어려워져, 그렇잖아도 몸이 붓기 쉬운 생리 기간에 좋지 않은 영향을 미친다.

생리 기간중에 입는 속옷의 색깔은 핑크색이 좋다. 한의학에서는 '여성 호르몬의 분비를 촉진시키는 색 트러블도 방지해 준다. 또한 핑크색은 순수한 기분이 들게 하는 파워가 있다. 타인에 대해 부드러운 마음이 생기게 하는 배려의 색이므로, 생리 중에 느끼는 불쾌함이나 신경질이 원인이 되어 남자 친구나 남편과의 사이가 어색해지는 일을 미리 없애 준다.

추위가 심한 시기에는 속옷 위로 배나 허리 부분에 몸을 따뜻하게 하는 물건을 붙여 두면 좋다. 이것만으로도 혈액 순환이 촉진되어 통증이 조금 나아지게 된다.

몸을 씻지 못할 때는 발을 따뜻한 물에 담가 혈액 순환을 원활하게 도와 준다. 방법은 간단하다. 먼저 40~42도 정도의 따끈한 물을 세숫대야에 담는다. 그 다음 몸을 따뜻하게 하는 입욕제를 적당량 물에 풀고, 발을 10~15분 정도 담그면 O.K. 이것만으로도 하반신이 따뜻해지고 하복부의 아픔이 좀 덜해질 것이다. 또한 원래 냉한 체질인 사람에게 추천하는 방법으로 잠을 잘 수 없을 정도로 손발이 찬 사람은 밤에 자기 전에 한번 해 보라.

하지만 무엇을 해도 전혀 나아지지 않거나 참을 수 없을 정도로 아플 경우에는 바로 산부인과로 가야 한다.

적당한 운동을 한다

생리 기간에는 기분이 우울해지고 움직이기 귀찮아진다. 그러나 계속해서 앉아만 있으면 자궁 안에 피가 뭉치게 되어 생리통이 더 심해질 수 있다. 여직원이라면 아무래도 책상에 앉아 있는 시간이 많으므로 될 수 있으면 1시간에 한 번 정도는 일어서서 몸을 움직이도록 한다. 따뜻한 차를 마시거나 화장실에 화장을 고치러 가는 것만으로도 자궁의 근육이 풀려 혈액의 흐름이 원활해진다. 시간이 있다면 허리를 적당히 비트는 스트레칭을 하면 좋다. 허리를 펴고 양손을 좌우로 흔들면서 허리를 비틀거나, 바닥에 천장을 보고 누워서 양발을 모으고 무릎을 약간 세워 좌우로 왔다갔다하는 방법도 있다. 요통에도 효과가 있다.

또한 한의학에서 알려진 방법으로 생리통을 가볍게 하는 지압이 있다. 발 안쪽의 복사뼈의 맨 윗부분에서 손가락 4개 정도 올라간 뼈가 움푹 패인 부분 '삼음교(三陰交)'와 손등의 엄지손가락과 둘째손가락 사이에 있는 '합곡(合谷)'이 바로 그곳. 이 두 곳을 엄지손가락으로 꾹 하고 누르거나 주물러 주면 혈액 순환이 잘된다. 이 밖에도 심장에서 가장 많이 떨어진 발바닥을 주물러 주면 피가 잘 돌기 때문에 생리통뿐만 아니라 남녀노소 모두 다 좋다. 그러므로 발바닥을 '제2의 심장'이라고도 부르는 것이다. 몸이 차거나 배가 무겁고 괴로우면 발바닥을 정성껏 주물러 주도록 한다.

● 생리통에 효과적인 스트레칭

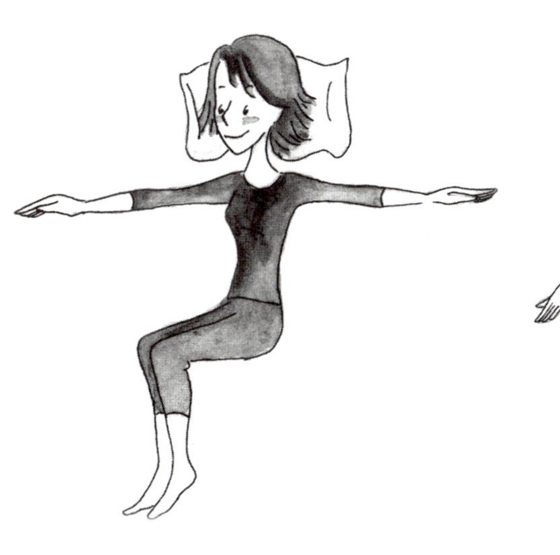

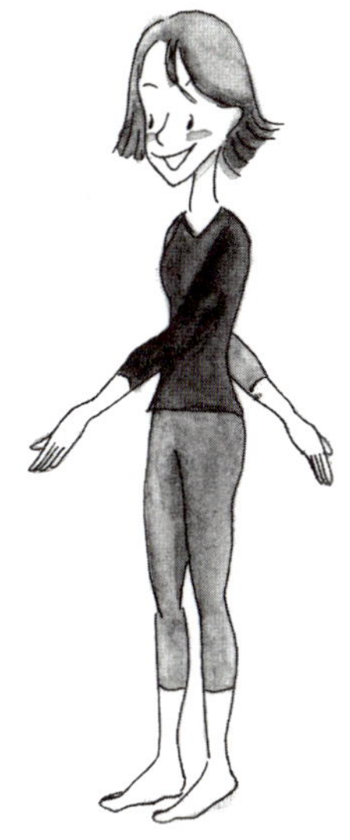

뒤로 젖혀 위를 보고 누워서 양발을 모으고 무릎을 좌우로 향하게 한다.

등을 곧게 펴고 서서 양손을 가볍게 좌우로 돌린다.

● 생리통에 효과적인 지압점

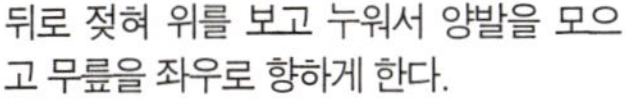

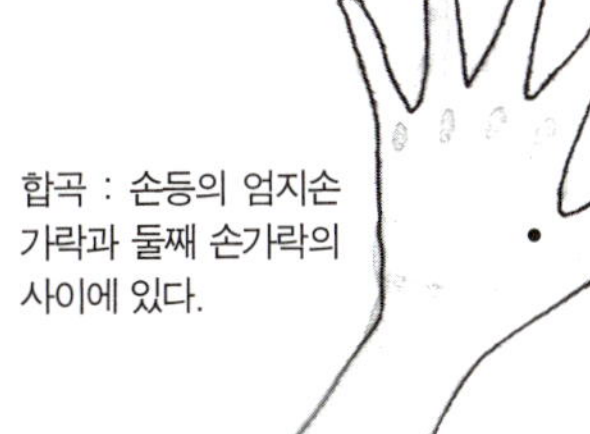

합곡 : 손등의 엄지손가락과 둘째 손가락의 사이에 있다.

삼음교 : 복사뼈 부근에서부터 4개의 손가락이 움푹 들어가는 뼈.

불임증

건강한 부부가 피임을 하지 않았는데도 불구하고 2년 이상이 지나도록 임신이 되지 않은 경우를 불임증이라고 한다.

일반적으로는 임신 가능한 연령인 커플 가운데서도 '10쌍 가운데 1쌍이 불임증'이라고 한다. 이 확률은 해마다 늘어나고 있는데, 최근에는 '10쌍 가운데 2쌍이 불임증'이라고 하는 설도 있다.

아이를 갖고 안 갖고는 어디까지나 부부의 자유지만, 아이를 간절히 원하는 경우에는 불임이 문제가 매우 심각하다.

"아이 아직 없어?", "왜 안 만드는 거야!" 하는 주변의 생각 없는 농담 한 마디가 당사자들에게는 예상할 수 없는 심한 마음의 상처를 주게도 된다. 너무 괴로운 나머지 마음에 병을 일으키는 사람도 있다. 그 괴로움은 경험하지 않은 사람은 모를 것이다.

풍수를 전문으로 하는 인테리어 사무실에는 "결혼해서 5년이 되지만 아직 아이가 생기지 않아요. 불임 치료로 마음도 몸도 지쳤어요.", "어떻게 해서라도 아이를 갖고 싶습니다. 아무쪼록 아이가 생기게 되는 풍수를 알려 주세요." 등등의 안타까운 사연이 많이 배달된다. 나는 의사가 아니므로 전문적인 조언을 하기가 불가능하지만, 이런 상황에서는 모든 분들에게 '아이가 생기기 쉽게 되는 풍수'를 알려드리고 있다. '보배 같은 자녀를 가질 수 있는 풍수'를 실천해서 원하던 아기를 가진 사람도 결코 적지 않다. 그 가운데는 결혼 12년째에 들어서서야 아이를 얻은 30대 후반의 부부도 있다.

운이 좋아지면 누구에게나도 기회는 오는 법이다. 행복은 웃는 얼굴에 깃든다. '왜 나는 아기가 생기지 않을까?', '요번 달에도 또 안 됐네?' 하고 실망하며 기분이 가라앉는 것보다는 먼저 지금의 환경을 철저하게 개선하는 것이 현명하다.

어쩌면 당신은 풍수적으로 운이 없는 환경에서 운과 돈을 허비하고 있는지도 모른다. 이렇다면 어떤 노력을 해도 보답받는 일은 어렵다.

가끔은 친한 친구와 영화나 콘서트를 즐기는 것도 좋고, 남편과 같이 운이 좋은 방향으로 문화 여행을 가는 것 등등 기분 전환을 하는 것은 어떤가? 마사지를 받거나 미용실에 가서 머리카락을 다듬고 옷이나 화장에 변화를 주어 '새로운 자신'으로 변신하는 것도 좋다. 어쨌든 풍수로 지금의 환경을 즐겁게 바꾸어 보라. 그리고 할만큼 했다면 그 다음은 하늘의 뜻에 맡기도록 하자.

'보배 같은 아이를 위한 3방위'가 있다. 그곳은 '모성'의 남서쪽, '수태'의 북쪽, '후계자'의 동북쪽이다. 이 3방위가 길한 곳이라면 문제가 없지만 3방위 가운데 2방위 이상이 현관이나 물 쓰는 곳이 있으면 아이를 갖기 힘들게 된다.

자, 그렇다면 빨리 집의 설계도를 펴서 점검해 보자.

현관이 동북쪽이나 남서쪽에 위치하여, 행운의 영역에 물 쓰는 곳이 있으면 요주의. 행운의 장소와 동북쪽이 겹쳐 있거나 현관과 물을 다루는 곳이 지저분하면 항상 노력이 헛되게 된다.

동북 방향과 남서쪽 또는 북쪽에 현관이 있으면 철저하게 깨끗이 청소한다. 더욱이 집의 중심, 대각선상(동북쪽의 현관이면 남서쪽, 남서쪽의 현관이면 동북쪽, 북쪽의 현관만 집의 중심까지)을 통과하는 행운의 영역은 깨끗하게 해두는 것이 좋다. 여기에는 쓰지 않는 물건이나 쓰레기통, 키우는 애완 동물의 화장실을 놓아서는 안 된다.

그리고 북방위는 오렌지색의 꽃을 놓고, 동북쪽에는 흰색과 오렌지색의 꽃과 그릇에 소금을 담아 둔다. 남서쪽에는 오렌지색의 꽃과 열매를 맺는 화분을 키우는데 여기 또한 그릇에 소금을 담아 둔다. 오렌지색은 아이를 갖는 힘을 끌어당겨 주는 색이므로 이 3방위 안에는 반드시 사용하도록 한다.

보통 오렌지색의 옷이나 속옷, 액세서리 등을 몸에 하는 것도 중요하다. 그러나 전신을 오렌지색으로 차려입으면 '지금의 상황으로부터 도망가고 싶다', '포기하고 싶다'는 메시지를 주는 작용을 하므로 주의한다.

침실도 중요하다. 확실하게 수태하기 위해서는 '길상의 침실'에서 푹 자며 파워를 흡수하도록 한다.

침실은 어느 방향에 있어도 좋지만, 수태하기 위한 힘을 높이는 데는 그 방위와 궁합이 좋은 인테리어로 정리할 필요가 있다.

예를 들어 북쪽이면 핑크나 오렌지색, 동쪽이면 빨간색이나 파란색, 남쪽이면 녹색이나 오렌지색, 서쪽이면 노란색이나 흰색의 침대 커버나 시트를 사용하는 것이다.

그리고 침실의 중심에서 봐서 북쪽에는 귀한 아이의 상징인 석류, 부적 같은 힘이 있는 복숭아 씨, 여성의 기쁨을 표현하는 귤(橘)의 씨를 장식해 둔다. 실물을 입수하지 못했을 경우에는 그림이나 공예품으로 대용해도 된다

풍수를 잘 활용하면 남자아이와 여자아이를 구분해서 낳는 것도 가능하다.

남자아이를 원한다면 집의 중심을 봤을 때 북쪽, 동북쪽 또는 동쪽의 방에서 동쪽으로 머리를 두고 잠을 잔다. 그리고 실내에는 건강한 남자아이의 그림이나 사진을 걸어 놓는다. 여자아이를 원한다면 동남쪽, 남쪽, 남서쪽, 서쪽의 방에서 남쪽으로 머리에 두고 잔다. 남자아이의 경우처럼 실내에는 귀여운 여자아이의 사진이나 그림을 걸어 놓는다. 언제나 베개와 이불을 깨끗하게 하고, 잠자리에 빨리 들고 아침에 태양과 함께 일어나는 것을 생활화한다.

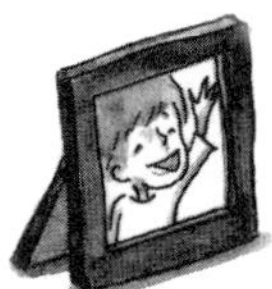

뿌리 채소, 뼈채 먹는 생선, 다시마를 먹는다

편식을 하면 운기가 나빠진다. 운을 좋게 하려면 영양이 풍부한 음식, 그것도 집에서 만든 음식을 충분히 먹어야 한다. 식생활 환경이 좋지 않으면 체력과 정신력이 저하되고, 중요한 순간에 노력을 아무리 해도 실패하게 되어 자신감이 결여된다. 1일 3식을 정확히 먹고, 건강한 몸과 마음을 유지한다.

아이를 낳는 데 효과가 있는 식품은 다음과 같다.

- 우엉, 당근, 무, 순무, 감자, 고구마, 마, 토란 등의 근채류
- 정어리, 뱅어, 은어 등을 쪄서 말린 것
- 꽃새우
- 정어리, 전갱이, 빙어
- 명란젓
- 다시마
- 톳
- 참깨
- 팥
- 콩

뿌리 채소는 인내력, 생선과 다시마는 다산의 상징, 무 같은 흰색의 식재료는 부부의 애정운을, 다시마와 톳 등의 검은 식재료는 수태의 힘을 높게 한다. 두부와 명란젓 소스, 무조림, 잔멸치를 넣고 지은 밥, 뼈째 먹는 생선의 초무침 등 재료에 변화를 주어 식탁

에 내놓아 보라.

덧붙여서 말하자면, 임신중의 괴로움과 아이를 낳을 때의 아픔을 극복하는 데는 '반죽한 음식' 이 효과적이다. 반죽한 것을 먹으면 참는 것이 강해지고, 마지막까지 열심히 할 수 있다. 생선묵, 찹쌀떡, 빵, 메밀가루와 밀가루를 혼합한 메밀전, 감자와 밀가루로 반죽한 감자전 등이 추천할 만한 식품이다.

'오늘은 아기 만드는 날!' 이라고 할 때는 '반죽한 음식' 에 부부 사이를 더욱 뜨겁게 만드는 유두부(뜨거운 물에 두부를 넣고 끓여서, 생강과 파를 넣은 간장 소스에 찍어 먹는 음식)와 크림 스튜 등 흰색 메뉴를 추천한다. 여기다가 정종이나 소주를 뜨겁게 해서 함께 즐기는 것도 좋다.

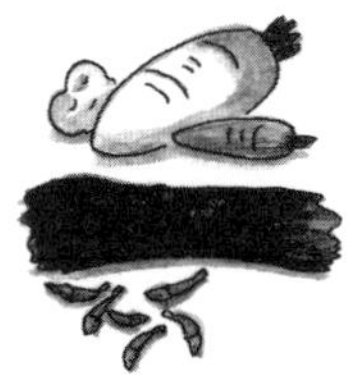

건성피부 · 아토피성 피부염

여성은 나이를 먹어도 언제까지나 피부가 아름답기를 바란다. 구슬처럼 윤기 있고 빛나는 피부는 여성에게 행복을 가져다 준다.

그런데 젊은 여성들 가운데는 어떤 고급 화장품을 사용해도, 마사지를 받아도, 피부가 여전히 거칠고 화장이 잘 받지 않으며 뾰루지 같은 것이 끊임없이 솟아나는 경우가 있다. 이럴 때 마사지를 잘못 받으면 오히려 피부를 망가뜨릴 수 있다.

또 어린아이들 가운데는 아토피성 피부염으로 고생하는 아이가 많다. 가려움증 때문에 밤에 잠을 못 이루고, 피가 번질 정도로 긁어 대는 아이를 둔 부모의 고민은 이루 말할 수 없다.

나의 아들도 어릴 때 아토피성 피부염으로 고생했다. 그때 의사의 처방을 그대로 따르면서 풍수의 관점에서 환경을 정리하여 치료할 수 있었다. 아토피성 피부는 재발하기 쉽기 때문에 '반드시 낫는다!' 는 믿음이 필요하다.

자! 그러면 주거 환경에서 피부 트러블이 되는 원인을 찾아보도록 하자.

보통 동쪽과 동남쪽이 흉상이기 때문인 경우가 많다. 피부에 트러블이 일어
난다면 지금 살고 있는 집의 배치도를 한번 점검해 보라. 동쪽에서 동남쪽에 걸
쳐서 창이 있거나 물과 관련된 곳이 있지 않은가? 그런 곳이 있는 사람은 당장
청소를 시작하라. 특히 동쪽에서 동남쪽까지 창문도 없이 불결한 물 다루는 곳
이 있다면 흉작용은 더욱 강하게 나타난다. 어떤 방위라도 심하게 '오염된 물'
과 악취는 싫어한다.

피부 트러블을 치료하고 싶다면 동쪽에서 동남쪽에 걸친 공간을 철저하게 깨
끗이 하고 나서 베이비핑크(연분홍) 색의 꽃이나 물건을 장식한다. 또한 조명 기
구나 선반의 먼지는 청소기로 먼지를 빨아들여 깨끗하게 해두는 것이 좋다. 바
닥은 카펫보다 나무 마루가 낫다.

아토피성 피부를 개선하고 싶다면 동쪽과 동남쪽 방향에 '깨끗한 물'이 담긴
유리 꽃병이나 컵을 놓아둔다. 물은 매일 갈아 주도록 한다. 물은 길한 방위에서
갖고 온 미네랄 워터가 좋다. 단, 하룻동안 놓아둔 물에는 액이 녹아 있으므로 마
셔서는 안 된다.

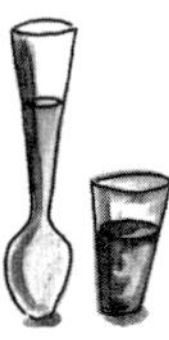

불안, 우울, 갱년기 장애

적당한 스트레스는 어떤 일을 하는 데 있어서 사람을 의욕적으로 만들기도 하고, 끈기가 생기게도 하지만, 허용 범위를 넘어서면 심신에 부담이 되어, 결국은 여러 가지 나쁜 증상이 나타나게 된다. 스트레스의 원인에는 가까웠던 사람과의 이별이나 실연, 지나친 업무, 애완 동물의 죽음 등 여러 가지가 있지만, 스트레스를 느끼는 정도는 사람에 따라 차이가 있고 스트레스가 표출되는 방법도 사람에 따라 다르다.

몸에 나타나는 주요한 증상으로는 식욕 부진, 불면, 두통, 어지럼증, 변비, 설사, 피부 트러블, 생리불순 등이 있다. 마음에 나타나는 주요 증상으로는 슬픔, 불안, 의욕 상실이나 눈물을 잘 흘리게 되고 집중력이 없어지거나 무기력, 우울, 무슨 일에도 귀찮음을 호소하는 등의 증상을 들 수 있다.

최근에는 성별이나 연령과 관계 없이 우울증이나 불안신경증 등 '마음의 병' 으로 고생하고 있는 사람이 급격하게 늘어나고 있다. 자신이 생각하는 대로 움직이고 낙관적인 사람은 스트레스에 강하고, 성실하고 완벽주의자인 사람은 스트레스에 약하다고 하지만, 스트레스가 많은 현대 사회에서는 누구나 마음의 병에 걸릴 수 있다.

만약 신경 쓰이는 일이 있거나 고민되는 일이 있다면 '부끄럽다', '보는 눈들이 신경쓰인다' 등의 이유로 뒷걸음치지 말고 전문 카운셀러에게 상담을 받아보라. 고민하고 있는 사람이 나뿐만이 아니라는 사실을 알게 되고, 부지런히 치료받으면 반드시 낫는다는 사실을 알 수 있을 것이다. 전문가의 조언을 받으면서 집의 환경도 점검해 보는 것은 필수다. 왜냐하면 풍수에서는 '집이 사람을 키운다' 고 생각하기 때문이다.

무엇을 해도 우울해서 어떻게 할 수 없을 때는 먼저 서쪽과 남서쪽의 상태를 점검한다. 물 다루는 곳이 지저분하게 되어 있는 경우는 깨끗하게 청소하고, 그릇에 소금을 담아 문간에 놓는다. 1주일에 한 번 바꾸는 것이 기본이지만, 증상이 심할 때는 3일에 한 번씩 갈아 준다.

서쪽이나 북쪽에 술을 놓아두면 여성이 술꾼으로 변하므로, 술을 놓아두는 장소를 동쪽으로 바꾼다. 그렇게 하면 '부엌의 애주(부엌에서 남편 없을 때 한 잔씩 마시던 술이 증폭이 되는 현상에서 나온 말. 주부알코올중독)' 가 방지된다.

또한 물을 사용하는 곳과는 관계없이, 동남쪽, 남쪽, 남서쪽에는 오렌지색, 빨간색, 노란색, 금색의 꽃이나 조그만 소품으로 장식해 본다. 이 4가지 색들은 '기분을 들뜨게 하는 따뜻한 색' 이다. 이것만으로도 마음에 활력과 상쾌한 변화를 주어, 긍정적이 되므로 꼭 한번 실행해 보기 바란다.

즉시 효과를 보이는 우울증 개선법은 목덜미를 주무르는 것이다. 과거 실패했던 경험이 머릿속에서 지워지지 않거나 나쁜 예감으로 고민하는 것은 머리가 지금 거짓말을 하고 있다는 증거다. 머리에 충분한 혈액을 공급해서 긍정적인 사고를 할 수 있게 되기 위해서 창문을 열고 신선한 공기를 들이마신 다음, 뱃속 깊은 곳에서부터 호흡을 3회 한다. 그리고 목덜미를 천천히 주물러서 풀어 준다.

이 밖에도 고민이 있을 때는 대체적으로 어깨가 올라간다든지 목덜미부터 등에 걸쳐 뻐근해지는 증상이 나타난다. 그럴 때에는 후두부부터 목덜미, 어깨에 걸치는 부분을 정성스럽게 마사지해 보라. 머리의 혈액 순환이 잘되어 기분이 가벼워질 것이다. 긴 시간 동안 혼자 있을 때는 방에서 음악을 듣는 것도 좋은 방법이다. 경쾌한 리듬의 클래식이나 팝송은 기분을 밝게 만든다.

여성에게 잘 나타나는 증상 또 한 가지는 자율신경실조증이다.

우리들의 몸은 '교감신경(交感神經)'과 '부교감신경(副交感神經)'이라는 2개의 자율신경이 정교하게 움직여서 기능하고 있다. 그런데 갑자기 스트레스를 받거나 호르몬의 균형이 깨지면서 이 2개의 신경이 허물어지고 그로 인해 여러 가지 불쾌감이 나타나는 일이 있다. 대표적인 증상으로는 '위가 메슥거려서 기분 나쁘다', '어깨가 뻐근하다', '열이 있는 듯하다', '두통이나 어지럼증이 생겼다', '심장이 두근두근하다', '숨쉬기가 힘들다' 등이다.

원인 없이 갑자기 심장이 두근두근하거나, 숨쉬기가 힘들어지고, 오랫동안 비행기를 타고 있으면 불안해지는 여성이 있다. 몸에 별다른 병이 없는데 이러한 증상이 나타날 때는 자율신경조증을 의심해 보아야 한다. 신경이 쓰이는 사람은 병원에서 진단을 받아 보고, 집의 북쪽과 남쪽에 소금을 담은 그릇과 함께 녹색, 흰색, 은색 소품을 놓아둔다.

북쪽은 마음, 남쪽은 머리를 나타내지만, 이 북쪽과 남쪽에 부엌과 욕실 등 불이나 물과 관련된 곳이 있으면 마음과 몸의 균형을 잃기 쉽다. 이유없이 불안해서 견딜 수 없다면 싱크대나 가스 레인지 주위가 더럽다는 증거이므로 반짝반짝하게 닦아 놓는다. 부엌의 인테리어는 녹색을 많이 사용한다.

집의 주변 환경도 한번 점검해 본다. 집의 북쪽과 남쪽에 교통량이 많은 도로가 있는 경우는 감정이 불안정하게 되는 경향이 있다. 그럴 경우에는 집의 대지의 네 귀퉁이, 아파트면 전용 면적의 네 귀퉁이에 소금을 그릇에 담아 놓도록 한다.

여성의 입장에서 가장 신경 쓰이는 일이 갱년기 장애다. 갱년기 장애는 호르몬의 불균형이 원인이 되어 생기는 것으로, 그 증상은 사람에 따라 조금씩 다르다. 주요 증상은 어지럼증, 한기(寒氣), 어깨 결림, 불면증, 발한(發汗), 정서 불안, 우울증, 무력감, 불안감 등이다. 물론 이러한 증상은 꼭 병이라고 말할 수는 없다. 여성이라면 누구라도 경험할 수 있는 라이프 사이클 가운데 하나. 빨리 경험한 사람은 30대 후반~40대 초반에 시작되지만, 일반적으로는 45세 정도부터 시작하는 것으로 알려져 있다. 그러나 모든 여성이 불쾌한 증상으로 고민하지는 않는다.

성격이 낙천적이고 긍정적인 사고를 하며 취미나 일에 열중하는 사람에게는 그 증상이 비교적 가볍게 나타난다. 경우에 따라서는 증상을 거의 느끼지 않고 지나가는 사람도 있는 듯하다. 전문의의 말에 따르면, "갱년기 증상은 마치 입덧과 같은 것으로서, 심하게 느끼는 사람이 있는가 하면 거의 느끼지 못하는 사람들도 있다. 여성에게 있어서 제2의 사춘기 같은 것이다"라고 한다.

불쾌한 증상이 있는 경우에는 참지 말고 산부인과에서 상담을 받아 보라. 호르몬 요법이나 한약 등 여러 가지 효과적인 치료법이 개발되어 있다. 정서적인 요법으로는 집에서 화분을 가꾸는 일이나 스포츠 · 그림 그리기 · 음악 · 요리 등 취미 생활을 즐기는 것도 좋다.

당연히 멋을 내는 것도 빠져서는 안 될 중요한 일이다. 긍정적인 중년의 여성에게는 젊은 여성이 흉내낼 수 없는 아름다운 존재감이 나타난다. 굳이 말로 표현하자면 '포용력 · 대범함 · 부드러움 · 단아함' 이라고나 할까. 나름대로의 분위기로 주위를 즐겁게 하는 40대나 50대, 60대 또는 연륜이 그 이상이라고 생각되는 여성을 보면 나이를 먹는다는 것이 굉장히 멋진 일이라는 생각이 든다. 그들에게는 남성이 도저히 따라할 수 없을 정도의 생각의 깊이가 있다.

동양권에서는 여성이 나이를 먹는 것을 달가워하지 않는 경향이 있다. 그런데 유럽이나 미국에 가면 거리에서 아름다운 색의 옷을 입고 완벽하게 멋을 낸 50~60대 여성을 자주 볼 수 있다. 우아하게 차를 마시고, 하이힐을 신고 씩씩하게 거리를 활보하는 그녀들에게서는 자신감이 강하게 느껴진다. 점점 나이에 대한 벽이 허물어지고 있다고는 하지만, 아직도 '나이 콤플렉스' 를 갖고 있는 사람들이 많다. 그러나 나이와 주위의 평판에 신경 쓰는 것은 엄청난 손해다. 여성은 나이가 들면 들수록 깊은 곳에서부터 아름다움이 빛나게 되므로 좀더 자신을 가질 필요가 있다.

자, 그러면 '갱년기를 거부감 없이 잘 넘기는 풍수' 에 대해서 생각해 보자. 그것은 우선 '집의 중심'을 깨끗이 하는 것, 그리고 중심과 궁합이 맞는 라벤더색, 금색, 은색의 물건을 장식해 두는 것이다.

만약 집의 중심이 수장이거나 계단으로 되어 있다면 라벤더색 위주로 인테리어를 하고 금색이나 은색의 소품을 첨가한다. 이 3가지 색은 마음을 긍정적으로 끌어당기는 힘이 있다. 라벤더색과 금색을 함께 사용하면 '누구보다도 빛이 난다'는 인상을 주고, 라벤더색과 은색을 같이 쓰면 '조심스럽게 행동하는 듯하지만 강하다'라는 인상을, 금색과 은색은 '무적(無敵)'이라는 이미지를 주므로 외출할 때 활용해 보는 것도 좋다.

순산 - 집에서 본 병원의 위치와 출산

경제적으로 안정되지 않은 남성과 결혼해서 인내하고 살기보다는 혼자서 즐겁게 생활하는 것이 좋다는 여성이 늘어나고 있다. 반면에 '무슨 일이 있어도 결혼해서 아기를 낳고 싶다' 는 여성은 감소하고 있다.

그런데 어린아이는 나라의 힘이다. 신생아 출산이 감소한다는 것은 국민의 힘이 쇠퇴한다는 것이다. 자라나는 아이들이 없이는 밝고 즐거운 세상을 기대할 수 없다.

독자들 가운데에도 '아이를 낳을까? 어떻게 해야 좋지?' 하고 망설이는 여성이 있을 것이다. 그러나 고민할 필요가 없다. 여러분의 부모가 자식을 키우는 행복을 당신에게 나누어주고자 했듯이, 여러분도 열심히 아이를 키우는 행복을 장래에 반드시 자식이나 손자에게 이어 주도록 하라. '서쪽의 노란색' 으로 잘 키운 금전운은, 다음 세대에 이어 주는 것으로 더욱 크게 커지게 된다.

임신은 하늘의 보물을 몸에 품는 일이다. 좋은 자식을 많이 낳으면 엄마와 아빠는 물론 그 주위의 사람도 행복하게 된다.

풍수에서도 '아이를 낳는 것은 최대의 액 막음이자 최대의 개운법'이라고 말한다. 만약 당신이 지금 임신 중이라면, 운이 좋은 임신부가 되어서 당신 자신과 가족, 그리고 인류를 위해서 운이 좋은 아기를 낳도록 노력하라.

풍수에서는 '임신 기간 동안 건강을 유지하고 마지막에 순산하고 싶다면 화장실의 청소가 첫 번째'라고 말한다. 화장실은 건강운을 좌우하는 공간이다. 길상의 깨끗한 화장실이라면 가족의 건강이 유지되지만, 더러워서 흉상이라면 문제가 발생한다. 임산부가 병이 들었거나, 입덧이 지나치게 심해 먹을 수가 없거나, 체중이 너무 많이 불어 곤란하다면 화장실을 점검해 본다. 어느 누가 보더라도 창피하지 않은 화장실로 만들어 놓으면 운이 좋아진다. 임신으로 부른 배를 껴안고 쭈그리고 앉아서 좁은 화장실을 청소하는 일이 쉽지는 않겠지만, 실제로 이 운동은 순산으로 이어진다.

화장실이 더러운 집의 주부는 100퍼센트 '게으른 사람'이다. 화장실을 보면, 그 사람의 성격이나 생활 태도가 한눈에 들어온다. '혹시 나?' 하고 짐작되는 사람은 곧장 걸레를 들고 화장실로 가도록 한다. 아마도 귀가한 남편이 기뻐하는 것은 물론 임산부 자신에게도 좋을 것이다. 물론 절박유산이나 임신중독등 '절대 안정' 하라는 지시를 받은 경우에는 함부로 움직이는 일을 삼가야 한다.

화장실을 깨끗이 한 다음에는, 집안의 중심부터 북쪽과 동북쪽을 점검한다. 북쪽과 동북쪽은 출산과 관계가 깊은 방위로서, 이 두 방위가 길상이라면 순산한다.

북쪽의 인테리어는 궁합이 좋은 핑크나 오렌지, 레드 와인 등의 따뜻한 색으로 통일한다. 정가운데의 북쪽에 씽크대와 가스 레인지가 있는 경우는 그릇에 소금을 담아 놓고, 전자 레인지가 있다면 북서 방향으로 위치를 약간 옮긴다. 그리고 침실이 북쪽이라면 석류, 복숭아, 귤 등을 놓아두도록 한다.

석류, 복숭아, 귤이 동시에 열리는 나무를 그려서 장식해도 좋다. 동북쪽 인테리어는 흰색으로 통일하고 소금을 그릇에 담아 놓는다. 이것으로 예상치 못한 사고를 예방할 수 있다.

북쪽과 동북쪽의 순산 풍수를 실행하여 우선은 한시름을 놓았다고 해도 역시 아이를 처음 낳기 때문에 불안한 사람도 있을 것이다.

그럼 자택에서 본 산부인과 병원의 방위로 보아서 어떠한 출산을 하게 될까?

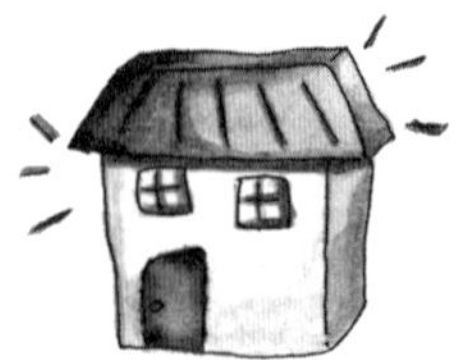

1 북쪽

북쪽은 '신뢰'와 '남의 마음을 헤아리는 마음'의 방위다. 당신이 선택한 산부인과 병원은 가정적으로 따뜻한 분위기다. 어려운 일이나 불안한 일이 있으면 무슨 일이든지 의사나 간호사에게 상담하라. 자기 일처럼 이야기를 들어주고, 불안 요소를 제거해 줄 것이다. 북쪽에서 분만을 하면 아기의 탄생을 기회로 가족의 신뢰가 깊어진다.

2 동북쪽

동북쪽은 '변화', '이번에야말로 한판 승부'라는 의미를 지닌 방위다. 길한 방위라면, '생각했던 것보다 분만이 쉬웠다', '병원의 출산 최단 기록을 갱신' 등 좋은 의미로 생애의 기억에 남는 분만이 될 것이다. 다만 모든 사람에게 흉방위인데 억지로 동북쪽의 산부인과 병원을 선택하면, 진통이 시작됐는데 병원으로 가는 교통이 정체되거나, 입원 시에 보험증 등의 소중한 물건을 잊어버리고 간다든지 하는 돌발 사고가 일어날 수 있다.

3 동쪽

동쪽은 '원기(元氣)＋용기', '도전 정신'의 방위다. 지금까지 분만을 두려워하고 있는 사람도 동쪽의 산부인과 병원을 선택한다면 '괜찮아, 나는 할 수 있어!', '통증아, 올 테면 와 봐!' 하고 진취적인 분만 자세로 대처할 수 있을 것이다. 동쪽의 병원에는 밝고 활기찬 분위기의 의사와 싹싹한 타입의 간호사가 많을 것이다. 그러므로 진통실에 들어가서도 화기애애하여 익살스러운 말이 연달아 오고간다. 어쩌면 진통과 웃음이 교차하는 사이에 건강한 아기가 쑥 튀어나올지도 모른다.

4 동남쪽

동남쪽은 '좋은 동료와 만날 기회가 생긴다' 는 파워가 있다. 마음이 맞는 선배 엄마나, 임산부, 조산원 등의 은혜를 받아서 불안은 없어지고 '좋은 사람과 만나서 다행이라고 생각하게 될 것이다. 진통이 시작되면 주위의 격려와 응원으로 잘 버티게 되어서 자연스럽게 출산이 진행된다. 입원 생활도 즐거워서, '둘째아이 때도 만납시다' 라는 구호가 모두의 표어가 될지도 모른다.

5 남쪽

남쪽은 '직관' 의 방위이므로, 이 방위의 산부인과에 가면 머리가 맑아지고, 직감이 정통으로 맞는다. 머리가 아주 맑아지므로 쓸데없이 망설이거나 불안감이 없어지게 된다. 따라서, '이 통증을 참고 이기면 귀여운 아기와 만날 수 있어' 하고 생각하면서 진통을 냉정하게 참아낼 수가 있다. 또한 남방위에서 태어난 아기는 매우 뛰어난 재능을 갖고 태어나거나 미남, 미녀가 된다. 장래에 작가나 예술가, 음악가, 배우 등 주위로부터 각광을 받는 존재가 될 확률이 높다.

6 남서쪽

남서쪽은 '모성' 의 방위이므로, 길한 방위라면 최고로 편한 순산을 할 수 있다. 그러나 남쪽이 모든 사람에게 흉방위가 되는 해에는 '마음에 불안이 더해지거나 우울하게 되는' 부작용이 생길 수 있다. 그래도 병원을 남쪽으로밖에 갈 수 없다면 병실 내에 꽃화분을 놓거나, 베갯머리에 소금을 담은 그릇을 놓아두도록 한다.

7 서쪽

호화스런 식사나 맛있는 후식, 혹은 예상치 않은 기념품 등의 선물 등, 무언가 '항상 이득을 보게 된다' 고 느끼는 일이 많게 된다. 서쪽은 '기쁨' 의 방위이므로, 같은 병실의 사람이나 선배 엄마와 왁자지껄 즐겁게 보내는 것이 특징이다. '나의 경우는 이랬다' 라든가 '통증이 괴로울 때는 이렇게 하면 좋다' 는 등 귀중한 충고도 받을 수 있을 것이다. 서방위에서 태어난 아기는 금전운을 갖고 태어난다. 장차 가족을 번영시켜 주거나, 부모에게 효도하는 자식으로 자라날 것이다.

8 북서쪽

북서쪽은 '실력' 의 방위이므로, '그 분야에서는 제1인자' 라 불릴 정도로 솜씨 좋은 의사나 스태프들에게 도움을 받게 된다. 또 북서쪽은 위급한 경우에는 신에게 드리는 부탁이 효험을 얻는 방위이기도 한다. 도저히 아파서 참지 못할 때에는 신이나 부처에게 빌면 이상하게도 기분이 긍정적으로 된다.

그런데 '의지하고 있는 할머니나 남편이 갑자기 올 수 없게 됐다' 는 등 중요한 상황이 여러 번 변할 수 있으므로, 자신이 믿는 신(神)에서 '어떻게든 보살펴 주십시오.' 하는 기도를 드리도록 한다.

자신이 살고 있는 집에서 본 산부인과 병원의 방위로 출산을 안다

● 북쪽

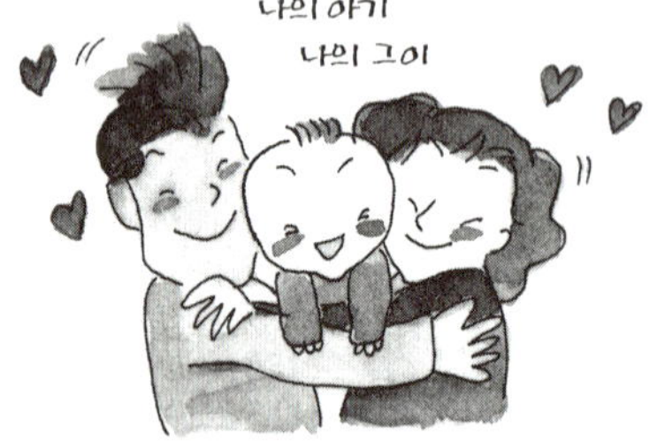

자식의 출생으로
가족의 인연이 깊어진다.

● 동북쪽

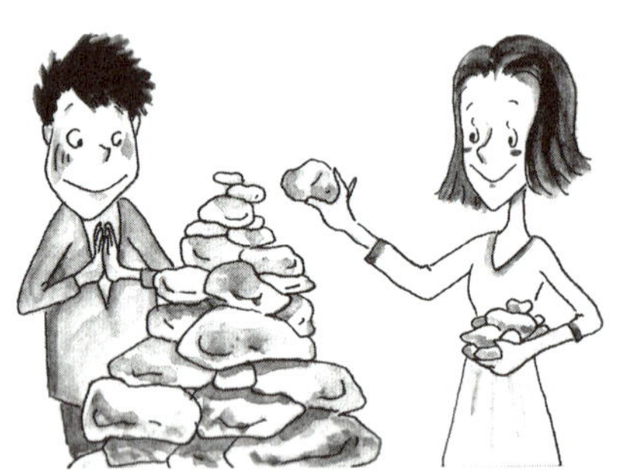

좋은 기억이 평생 남음.
걱정이 된다면 기도를 한다.

● 동쪽

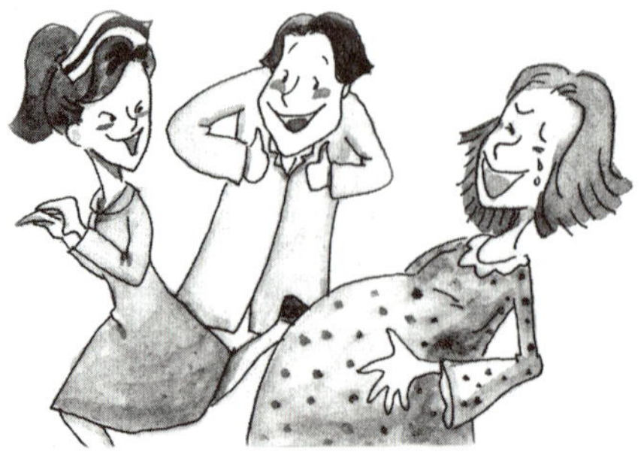

화기애애하고 즐겁게
적극적으로 분만에 몰두한다.

● 동남쪽

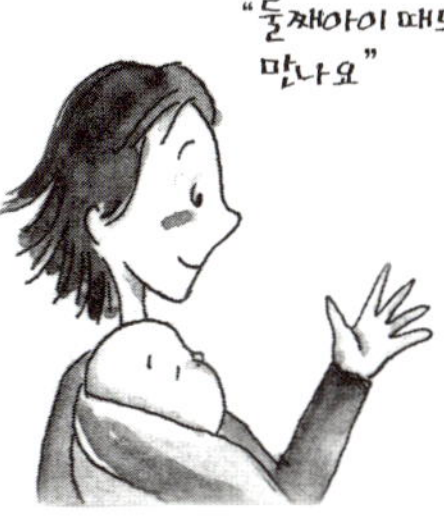

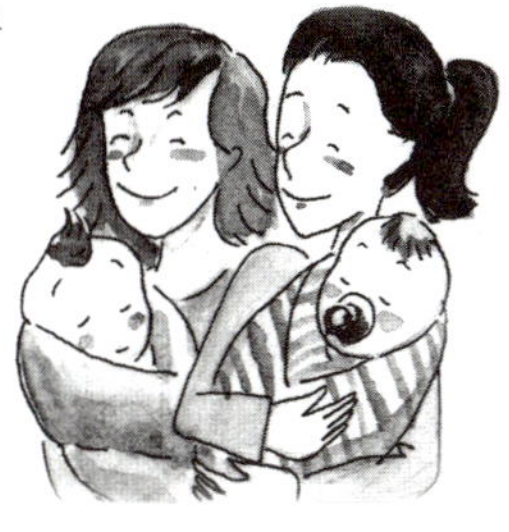

좋은 동료를 만나
모두에게 보살핌을 받는다.

● 남쪽

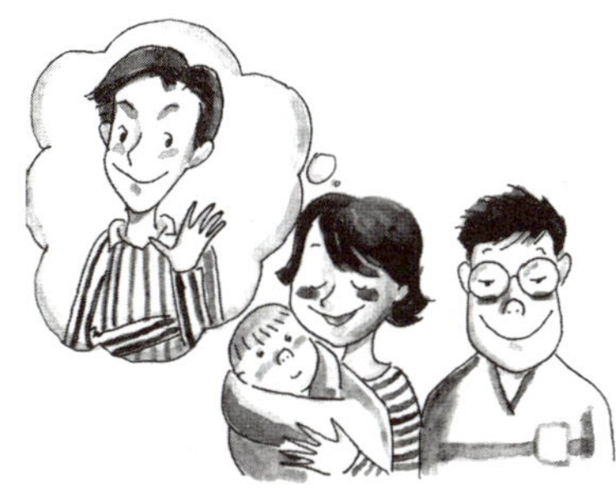

뛰어난 재능을 가진
아이가 태어난다.

● 남서쪽

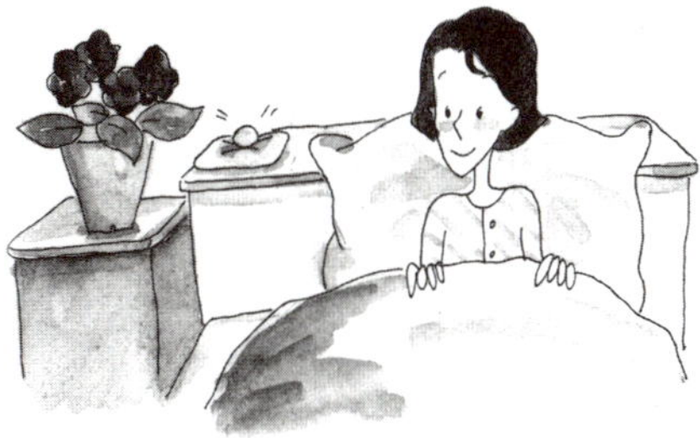

순산하는 방위 입원실에는
소금과 꽃화분이 길하다.

자신이 살고 있는 집에서 본 산부인과 병원의 방위로 출산을 안다

● 서쪽

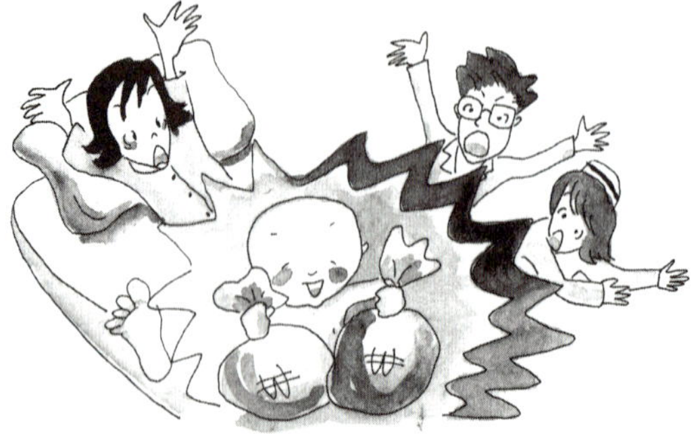

뭔가 이득을 본 느낌.
금전운을 가진 아이가 자라난다.

● 북서쪽

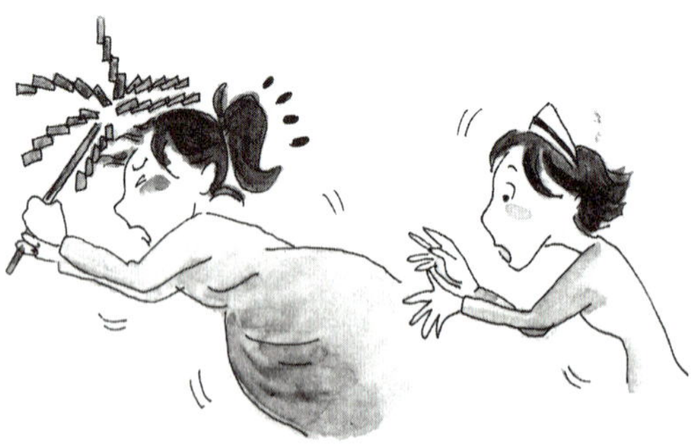

좋은 의사를 만난다.
정성껏 기도하면 마음이
진보적으로 바뀐다.

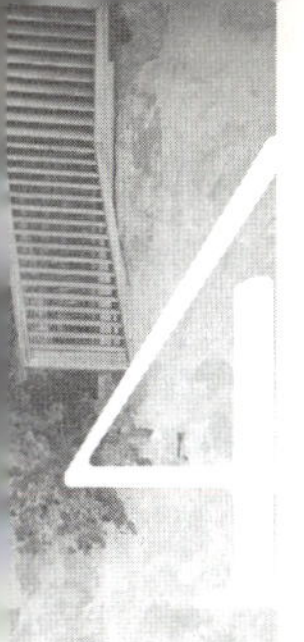

건강을 지키고 되찾는
침실 건강풍수

8방위별 침실 파워와
추천 인테리어

풍수학을 다른 이름으로는 '침상학'이라고 한다. 그 이유는, '사람은 자고 있는 동안에 침실로부터 오는 운기를 집중적으로 흡수한다, 길상의 침실에서 자면 건강과 행복이 손에 들어온다'고 여기기 때문이다.

사람은 잠을 잘 때, 지면과 평행하게 누워 6~8시간 동안을 가만히 한곳에 있게 된다. 실은 이때가 '가장 강한 대지의 파워를 흡수할 수 있는' 상태다. 길상의 침실에서 자고 있다면 '좋은 기'가 체내에 흡수되지만, 지저분하고 먼지 투성이 흉상의 침실이라면, '좋지 않은 기'가 몸에 들어오므로 조심해야 한다. 통계에 따르면, 매일 밝고 건강하게 보내고 있는 사람의 침실은 햇빛과 바람이 잘 드는 곳이다. 물론 방은 깨끗이 정리되어 있고, 불필요한 물건이나 쓰레기는 전혀 없다.

특히 체력으로 승부하는 스포츠 선수나 몸이 재산인 예능인은 침실에 많은 신경을 써야 한다. 하지만 병약한 사람이나, 왠지 모르게 의욕이 나지 않는다는 사람의 침실을 보면, 한낮에도 방이 어둡고 바닥이나 선반에 먼지가 가득 쌓여 있는 경우가 많다. 또 침실과는 관계없는 장난감이나 낡은 인형이 놓여 있기도 하고, 방이 좁거나 불필요한 물건으로 어수선하다. 건강하고 건강하지 않은 차이는 결국 여기에서 오는 것이다. 단호히 말하건대, 침실이 깨끗한 사람은 건강하고, 그렇지 않은 사람은 건강하지 않다.

지금의 건강 상태를 유지하고 싶은 사람은 물론, 건강하게 되고 싶고 건강을 되찾고 싶은 사람은 모두 오늘부터 당장 여기서 소개하는 '침실의 건강 풍수술'을 실행하도록 한다.

침실이 길상으로 바뀐다면, 지금부터 시작되는 당신의 인생은 확실하게 변한다. 가능하다면 지금부터 조금씩 꾸준하게 시작한다.

그러면 구체적인 방법을 말하기 전에 8방위의 침실 파워에 대해서 설명해 두겠다.

북쪽 침실

차분해지고 '평온해지며, 조용한 기운이 가득한 방위로서, 숙면이 가능한 방위다. 이 침실에서 자면 수수하고 성실하여, 사람을 배신하지 않는 성격으로 되어 주변으로부터 신뢰를 받게 된다. 침실이 깨끗하고 길상이라면, 막상 무슨 일을 시작할 때에 파워를 발휘할 수 있지만, 흉상이라면 '사람과 만나는 것부터가 스트레스가 쌓이는 일'이 되기 쉽다.

방의 인테리어는 핑크나 오렌지색과 같이 밝은 색으로 하고, 바닥은 회색이나 베이지 계열, 그린 계열의 카펫으로 한다.

　침대는 나무 재질의 높은 것이 좋고, 동쪽이나 남쪽으로 머리를 두고 자는 것이 좋다. 만약 잠자리가 불편하다면 북쪽으로 머리를 두고 자도 된다.

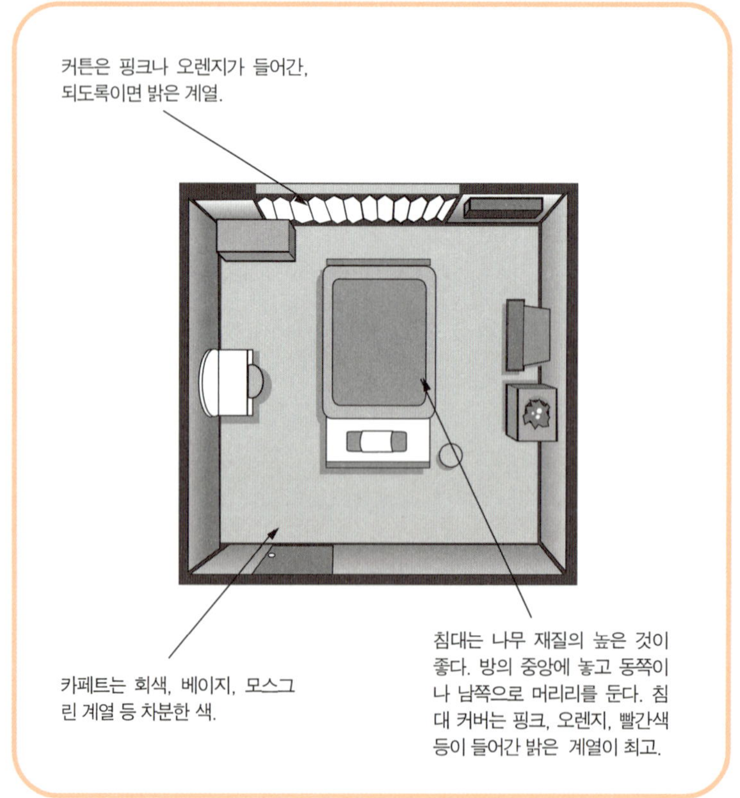

'변화'의 파워가 방에 가득하므로, 이사나 전근, 갑작스런 외출이 많아지는 등 좋게든 나쁘게든 변화 넘치는 생활이 된다. 동북쪽은 '상속자'의 방위이므로, 여기서 잠을 자면 남성과 여성 모두 시원시원한 성격이 되어 의리가 강해지고 의협심이 풍부하게 된다. 남자아이라면 책임감 있는 사람이 되며, 여자아이라면 명랑한 성격으로 된다. 길상이면 강한 체질을 갖게 되지만, 흉상이면 상처

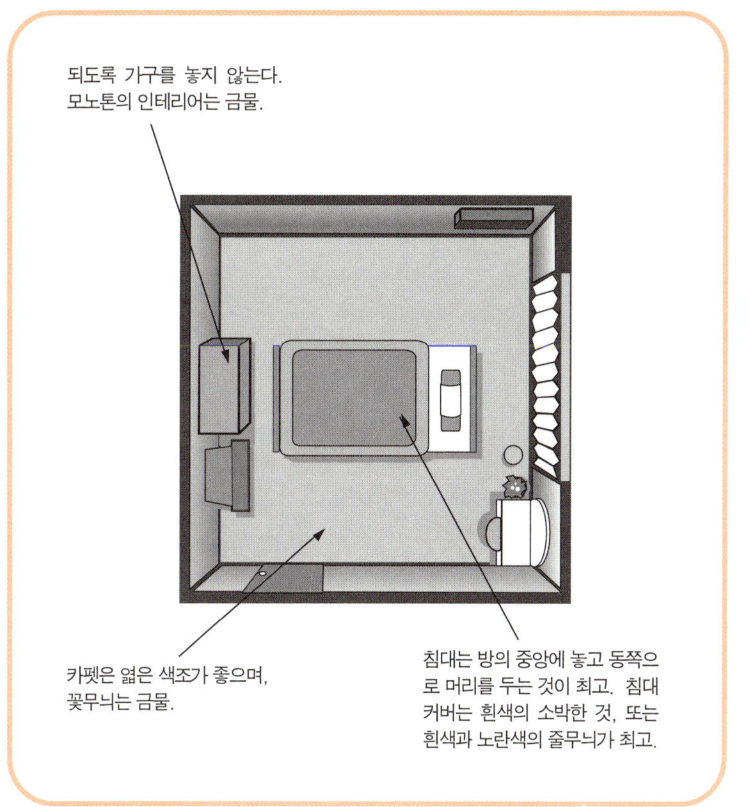

나 불의의 병이 생겨 오래 되어도 낫지 않게 된다.

동북쪽 방의 인테리어는 흰색 계열로 하고, 바닥에 카펫을 깔려면 엷은 베이지나 파란색 계열이 무난하다. 침대 커버는 흰색과 노란색의 줄무늬로 하고, 침대 머리 받침은 높고 직선적인 디자인이 좋다. 베개는 조금 높게 하여, 동쪽으로 머리를 두고 자면 건강이 유지된다. 방에 회색 계열의 인테리어를 하거나 가구를 놓는 것은 피하는 것이 좋다.

동쪽 침실

동쪽은 '건강' 과 '왕성함' 의 방위이므로, 아침에 햇빛이 비치는 동쪽 침실은 건강에 대길하다. 특히 10대 20대의 젊은 사람에게 특히 추천할 만하다. 동쪽의 '독립 · 변화' 의 기운을 받아서 젊어서 성공하는 운기가 몸에 생긴다. 그러나 모포나 베개를 며칠 동안 볕에 말리지 않고 사용하면 끈기가 없어지고, 노여워지기 쉬우며 체력이 자꾸 약해지는 등의 흉한 작용이 자꾸 생긴다.

침대는 나무 제품으로, 낮고 심플한 디자인이 바람직하다. 베개는 어디에다 두어도 OK. 침대 커버는 핑크, 빨간색, 파란색, 흰색의 꽃무늬나 줄무늬가 좋다.

아침해가 비치지 않는다면 침실의 동쪽에 해가 뜨는 그림이나 사진을 장식해 두면 건강 파워를 흡수할 수 있다.

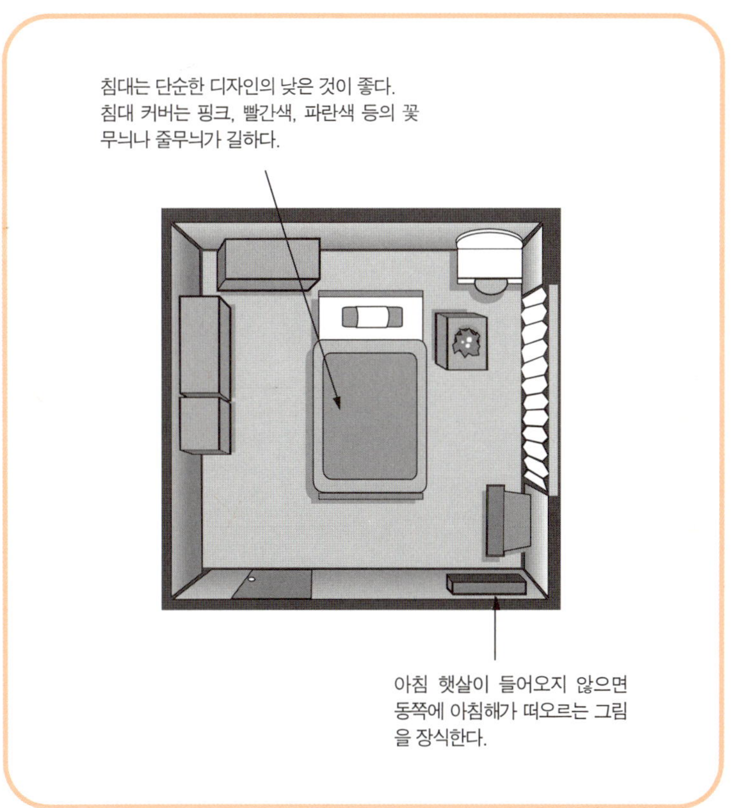

동남쪽 침실

동쪽의 침실과 마찬가지로 매일 건강하게 생활할 수 있는 침실이다.

밝은 성격으로 사람과 잘 사귀므로 인간 관계를 잘하여, 모든 사람과 실수 없이 사귈 수 있는 것이 특징이다. 그러나 지저분해서 흉상이라면, '상황에만 맞추는 겉만 번지르르한 사람'이라고 오해 받을 수도 있으므로 주의한다. 심하면 인간 관계에서 오는 스트레스가 노이로제로 되어 버리는 일도 있다.

침대 커버는 빨간색, 오렌지색, 녹색의 꽃무늬로 하면 좋다. 침대는 하얀색의 목재로, 심플하거나 컨트리풍의 디자인이 좋다. 동쪽이나 남쪽에 머리를 두고 자는 것이 좋지만, 만약 잠이 깊이 들지 않는다면 북쪽이나 서쪽으로 머리를 두어도 괜찮다. 호흡기 계통에 문제가 있을 때는 카펫은 깔지 않는 것이 좋다.

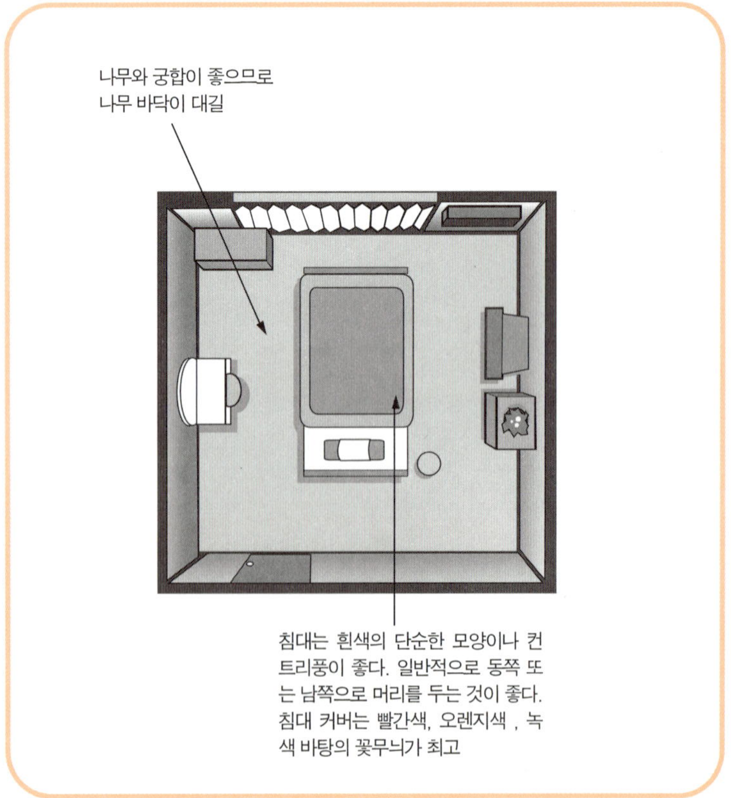

잠자고 있는 동안에도 '재능'과 '직감력'을 높일 수 있게 된다.

'남쪽의 침실에서 자면서부터 감이 작용하는 것 같다'고 하는 사람이 적지 않다. 그러나 이 방위는 밤늦게까지 자고 싶지 않게 하는 작용을 하므로, 밤에는 빨리 조명을 어둡게 하고 방을 먼저 쉬게 하는 일이 필요하다.

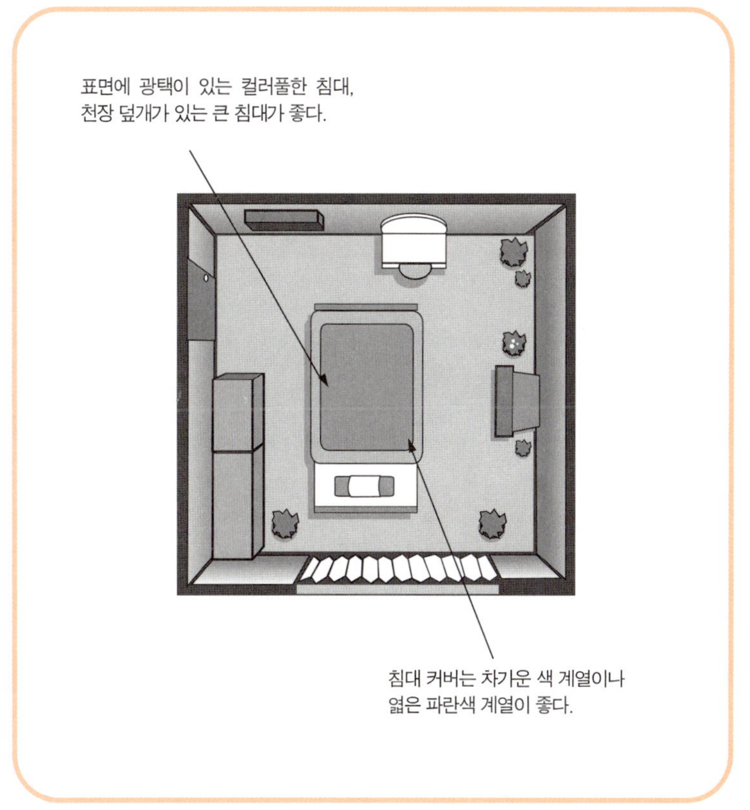

이 방위에서 자면 성격이 개방적으로 되고, 숨기는 일이 없어진다. 개성적이고 창조적 재능이 생기므로, 자유롭게 일하는 작가나 디자이너, 탤런트가 어울린다. 다만 남쪽은 '물'과 궁합이 좋지 않으므로 실내에 물통을 놓아두면 감정의 기복이 격해져서 고혈압이나 두통, 불안, 초조함 등으로 고민하는 일이 생길 수 있다.

침대는 광택이 있는 소재로서 목재나 유기 제품이 좋다. 남쪽으로 머리를 두고 자면 본래 가지고 있는 매력과 개성을 끌어내어 밖에서 실력을 발휘할 수 있게 된다. 침대 커버는 옅은 파란색이나 녹색의 것이 좋고, 카펫은 옅은 녹색 계열과 베이지색 계열이 길하다.

남서쪽 침실

남서쪽은 '안정'의 기운이 지배하는 방위로, 이곳에서 잠을 자면 마음이 침착해진다. 또 무슨 일이 일어나도 절대 동요하지 않는 성격이 된다. 즉 자기 방식대로 해나가는 느긋한 성격의 사람으로, 한번 시작한 일은 마지막까지 차분하게 해나가는 사람이 된다. 그러므로 주위로부터 부탁 받는 일이 많아진다.

그러나 지저분해서 흉상이라면 여성은 실제 나이보다 훨씬 나이 들어 보이고, 남성은 영업 실적이 나빠진다. 예방하고 싶다면 방의 네 귀퉁이에 소금을 담은 그릇을 놓아 둔다.

인테리어는 차가운 색 계열로 꾸미면 길하다. 남서쪽의 경우 화려한 색이나 모노톤보다 대지의 색이나 나무의 색으로 자연을 느끼 수 있는 쪽이 좋다. 침대는 안정된 색조의 목재로 하고, 협탁은 가운데가 둥글게 나온 것을 쓴다. 해가 질 때 빛이 들어오는 경우는 베이지 계열의 커튼으로 차광하고 창문 주변에는 관엽 식물을 두고 키우는 것이 좋다. 베개는 동쪽으로 놓고 자는 것이 길하다.

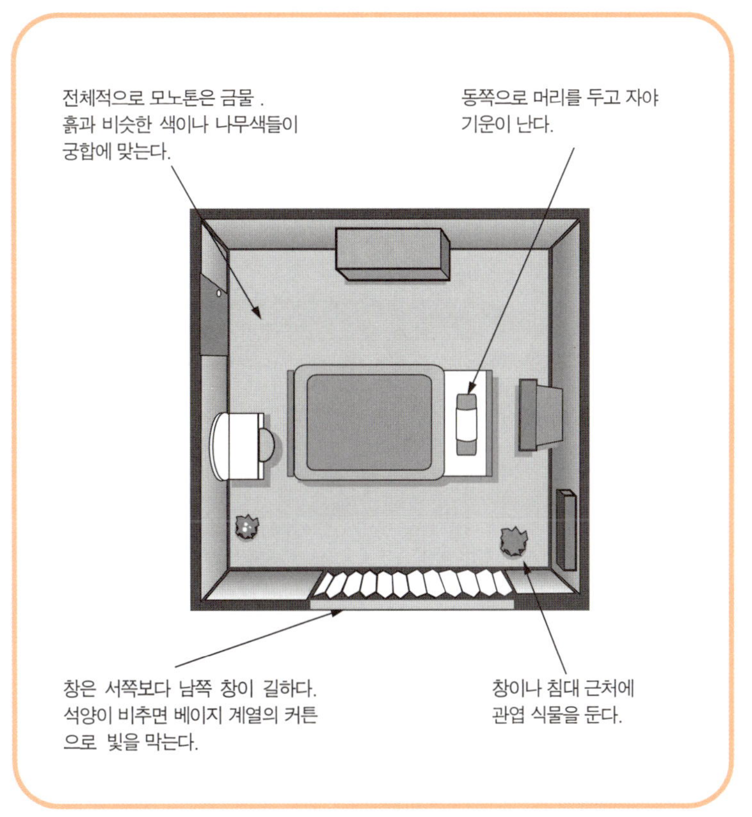

서쪽 침실

푹 잘 수 있는 침실이다. 특히 나이 40세를 넘긴 사람이 자면 마음도 몸도 안정되는 작용이 있다. 금전운을 흡수할 수 있는 것도 서쪽 침실의 특징이다. 그런데 부부가 함께 잘 경우 어느 쪽이 바람을 피우고 싶은 마음이 들 수도 있다. 여기서 바람은 이성과의

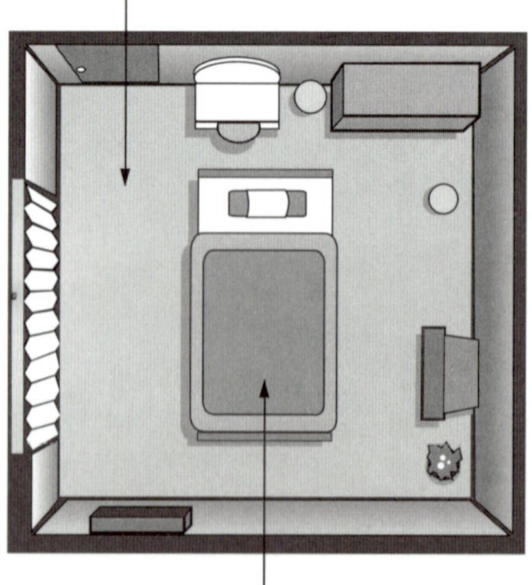

바람뿐만이 아니라, 자신이 가진 본업을 떠나서 본업 이외의 사업에 열중하는 일도 가리킨다.

방의 인테리어는 노란색이나 핑크색 등으로 꾸미고, 카펫은 베이지나 녹색 계열로 하며, 침대는 묵직하고 두꺼운 목재로 하는 것이 좋다. 침대 커버는, 젊은 사람이라면 노란색이나 핑크색 등 비비드 컬러, 연장자라면 베이지색 계열이나 브라운 색으로 조용한 분위기를 만드는 것이 좋다. 북쪽으로 머리를 두면 부자가 된다. 그러나 건강을 지키고 싶다면 동쪽으로 머리를 두도록 한다.

북서쪽 침실

'실력자'가 되는 기운의 방위이므로 이 침실에서 자면 사회적으로 성공한다. 또 상사의 후광을 입을 수 있게 된다. 그러나 10대 20대의 젊은 사람은 제 실력을 발휘할 수 없으며, 주변 사람이 따라오지 않는 일이 생길 수도 있다. 길상이라면 주위에서 돌봐주어 점점 출세하게 되지만, 흉상이라면 이기적인 사람이 되고 운기도 그저 그렇게 되기 쉽다. 또한 스태미나가 모자라서 어떤 일이든지 끝까지 해낼 수 없게 되기도 한다.

북서쪽은 남성의 정력에 큰 영향을 미치는 방위다.

북서쪽은 나무와 궁합이 맞는다. 그러므로 침대는 묵직해서 안정된 디자인의 목재로 하며, 침대 커버는 녹색, 베이지색, 갈색이 좋다. 스태미나를 보충하고 싶다면 동쪽으로 머리를 두고 자라. 그리고 일에 대한 운세를 높이고 있다면 북쪽이나 남쪽으로 머리를 두고 자는 것이 좋다.

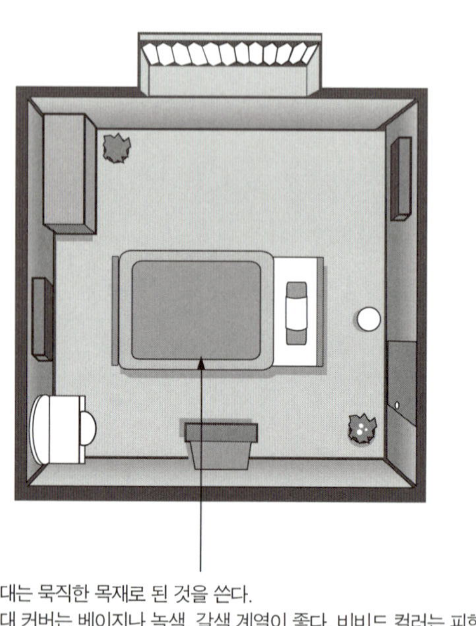

침대는 묵직한 목재로 된 것을 쓴다.
침대 커버는 베이지나 녹색, 갈색 계열이 좋다. 비비드 컬러는 피한다.
동쪽으로 머리를 둔다.
사업운을 상승시키고 싶다면 북쪽이나 남쪽으로 머리를 두도록 한다.

운이 좋은 침실을 만들기 위한 풍수

'전 방위 공통의 건강풍수'로서, 건강을 지킬 수 있는 침실의 조건은 마음과 같다.

① 천장이 높을 것
② 동쪽과 남쪽으로 태양이 비출 것
③ 바람이 잘 통할 것
④ 수납할 공간이 있고 대형 가구를 놓지 않을 것

이 가운데 2가지 이상이 해당된다면 길상의 침실이라고 해도 좋다. 길상의 침실에서 잔다면 병이나 사고 걱정 없이 지낼 수 있다.

물론 1가지만 해당된다든지 전혀 해당하지 않는다고 실망하지는 말기 바란다. 슬기롭게, 흉상을 길상으로 바꾸는 것이 건강풍수의 매력이기 때문이다. 침실을 길상으로 만들기 위한 풍수는 다음과 같다.

1 천연 소재로 꾸민다

천연 소재에는 대자연의 파워가 머물고 있으므로 주위 사람에게 좋은 기를 전해 준다. 최근의 아파트에는 일부러 전통 가옥에서나 쓰던 한지나 나무를 이용하는 경우가 있다. 이처럼 자연 소재에는 마음에 안정을 주는 작용이 있다. 나무로 마룻바닥을 까는 경우에는 손질과 청소에 늘 신경 써서 길상을 유지해야 한다. 가끔 카펫을 깔아 놓은 집을 볼 수 있는데, 이것은 별로 좋지 않다. 진드기의 온상이 되어 천식이나 아토피성 피부 질환 등을 일으키게 되므로 카페트를 다른 곳으로 치우든지, 그렇게 할 수 없다면 청소기를 이용하여 매일 구석구석의 먼지를 없애 주도록 한다.

2 나이에 맞춰 자는 방향을 결정한다

8방위에는 각각의 '적정한 연령' 이라는 것이 있다.

예를 들어 10대와 20대의 젊은 사람이라면 동쪽이나 동남쪽을, 한창 일할 때의 30대는 남쪽, 40대와 50대 이후의 중년의 장년 층은 남서쪽, 서쪽, 북서쪽이 된다.

태양이 아침에 뜨고 저녁에 지는 것과 마찬가지로 인간의 일생도 8방위로 돌아간다. 이 사실을 일찍 아버지께 배운 나는 젊을 때는 동쪽에서 자면서 아침해의 파워를 흡수하여 '장래에 세상에 나갈 수 있도록' 건강운을 흡수하면서 열심히 살아 왔다. 40세를 지나고 나서는 서쪽의 침실에서 자고 있다. 이것은 '마음과 몸에 무리를 주지 않고 원활하게 인생의 열매를 흡수할 수 있도록' 하기 때문이다. 덕분에 나는 지금까지 인생을 돌아보아도 큰 병이나 사고를 당한 적이 한 번도 없다.

침실 방위를 바꿀 수 없는 경우는 베개의 위치를 바꾸는 것만으로도 좋다. 젊은 사람이라면 동쪽으로, 한창 일할 때라면 남쪽, 중년 이후는 북쪽이나 서쪽으로 베개를 두고 자면 방위의 기와 자신의 기가 딱 맞아서 스트레스 없는 인생을 보내게 될 것이다.

3 침구를 말린다

침실에 볕이 들지 않으면 건강이 꽤 불리하다. 왜냐하면 태양에는 살균 작용과 함께 액을 증발하게 해주는 파워가 있기 때문이다.

침실이 북쪽 방향이거나 침실에 창문이 없다면 낮에 모포나 베개에 태양이 빛을 흡수하게 하여 그 파워를 침실에 들여오도록 한다. 게다가 습기 있는 이불에서 자는 것보다는 뽀송뽀송한 이불에서 자는 것이 기분도 좋다.

베개 커버나 잠옷도 매일 갈아입으면 금상첨화. 왜냐하면 몸에 직접 닿는 것에는 마음과 몸의 액이 스며들기 때문이다. 예를 들면 잠을 잘 때, 우리들의 몸에서는 약 1잔 정도의 땀을 흘리게 된다. 이 땀과 함께 모르는 사이에 액이 흘러나오는 것이다. 깨끗이 빨아 놓은 청결한 베개 커버나 잠옷을 사용하면 아무리 피곤에 지쳐 있었어도 기분 좋게 푹 잘 수 있다. 참으로 신기한 일이다.

만약 집에 요양중인 사람이 있다면 매일매일 빨아서 볕에 말린 베개 커버나 잠옷을 사용하도록 한다. 기력의 회복이 아마 빠를 것이다.

4 침실에 꽃을 꽂아 둔다

꽃은 흉상을 길상으로 바꿀 수 있는 가장 좋은 소재다. 최근에는 현관은 물론 부엌이나 화장실에 꽃을 꽂아 둔 집을 자주 볼 수 있다. 이것은 아주 좋은 현상이다. 마음에 여유가 생겼다는 증거이니까 말이다. 꽃은 보는 사람으로 하여금 기분을 부드럽게 하여 마음을 온화하게 해주는 파워가 있는데, 이 파워는 방에도 작용한다. '꽃을 꽂아 둔다'는 것은 '방을 기쁘게 한다'는 뜻이다. 방이 기뻐하면 방의 기운이 좋아져서 거기서 자는 사람이 보다 큰 에너지를 흡수할 수 있게 된다. 그러므로 침실에는 꽃을 꽂아 두도록 한다. 화려한 꽃이 아니어도 좋다. 들에서 피는 꽃을 사용해도 충분한 효과를 얻을 수 있다.

불안함을 없애거나 마음을 긍정적으로 갖고 싶다면 빨간색과 오렌지색을 중심으로 꽂아 두고, 기분을 안정되게 하고 싶거나 냉정한 관찰력을 갖고 싶다면 파란색이나 라벤더색이 좋다.

'어둡고, 좁고, 바람이 통하지 않는 3대 요소가 모두 갖춰진 침실이라면 실내에 관엽 식물이나 스탠드를 두어 파워를 보완한다.

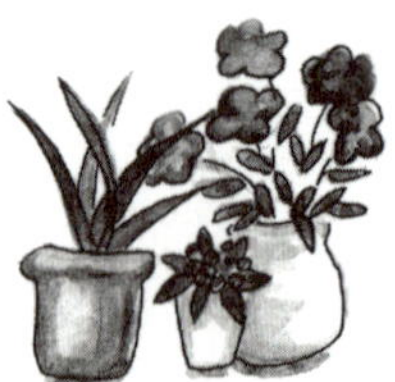

5 머리맡에는 '빛이 나는 물건'을 둔다

빛나는 물건은 마(魔)를 쫓아낸다. 고민으로 잠을 못 자거나 밤이 되면 불안 감에 쌓이며, 악몽에 시달린다면 머리맡에 크리스탈이나 금색 또는 은색의 소 품을 놓아두고 잔다. 그러면 빛이 나는 물건이 액을 대신 흡수해 주어 마음 편 하게 잠들 수 있다.

그릇에 소금을 담아 머리맡에 놓아두면 기가 맑아져 잠을 편히 잘 수 있게 된 다. 악몽도 꾸지 않아 매일 밤 푹 잘 수 있다.

6 매일 청소를 한다

우리가 생각하는 것 이상으로 마루나 가구의 뒷면, 침구, 조명 기구 등에는 먼지가 쌓이기 쉽다. 매일 깨끗하게 청소하여 방에 있는 '액'을 모두 없애 버리 도록 한다. 예를 들어 바람이 잘 통하지 않아도, 방이 좁아도, 청소를 하는 것만 으로 방 안의 공기가 활성화되어 신선한 기운이 흐르게 된다

집은 여성의 것이다. 여성이 집안의 기를 사용하면 사용할수록 집은 기뻐하고 가족 모두가 큰 파워를 가지게 된다. '무엇을 해 보아도 몸 상태가 좋아지지 않 는다', '기력이 모자란다'면 우선 침실부터 대청소하고 집을 건강하게 만든다.

만약 지금 당신이 병과 싸우고 있다면 아무쪼록 그 괴로움이 하루 빨리 없어 지기 바란다. 건강 풍수로 기쁨에 가득찬 빛나는 생활을 보냈으면 좋겠다.

열심히 한번 살아 보자.

당신의 노력은 결코 헛되지 않을 것이다.

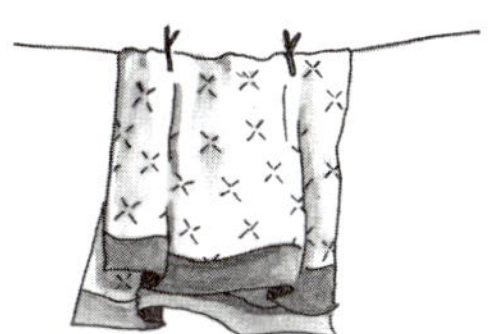

에필로그

'자기가 좋아하는 일을 하고, 맛있는 음식을 먹으며 가고 싶은 곳에 간다. 어떤 사소한 일이라도 좋으므로 좋아하는 일이나 하고 싶은 일을 찾아서 매일 즐기는 일, 그것이 건강하게 되는 비결'
이 책을 읽었다면 다 아셨으리라 생각한다.

"어려운 일은 아무 것도 없다."

나이에 비해 젊고 건강하게 보이는 사람들의 공통점은 인생을 즐기는 것이다. 인생을 즐기는 비결은, "나는 이런 일밖에 할 수 없어"가 아니라 "다른 일을 못하는 것이 아니라 내가 하지 않아서 다. 하고 싶다고 생각하면 뭐든지 할 수 있다"고 생각하는 것이다.
21세기에 접어든 지금은 어떤 일이든지 새로 시작해 보는 것이 좋다. '아줌마니까', '엄마니까', '시간이 없으니까' 하고 생각하지 말고 할 수 있는 일부터 하나하나 추진해 보라. 나는 오로지 노력을 '행복해지기 위한 것'이라고 생각한다. 따라서 "이것이 되지 않네"가 아니라 "이것도 가능하네" 하는 사고 방식을 가지고 있다. 그렇기 때문에 계속해서 일의 양이 많아지고 있다. 꼭 해야만 하는 일이 많아서, 오히려 주위에서 더 많이 염려해 주는 편이다.그러나 나는 전혀 힘들어 하지 않고 인생을 확실하게 즐기고 있다.

만약 여러분에게 1주일, 1개월 또는 무려 1년 간의 휴가가 생긴다면 무엇을 하고 싶은가? 꼭 휴가가 아니더라도 '비는' 시간에는 무엇을 하겠는가?

'지금하고 싶은 일'과 '며칠 동안의 휴가중에 하고 싶은 일' 그리고 '몇 달 동안 이루고 싶은 일' 등을 항상 생각해 두자. 그러면 갑자기 시간이 생겼을 때 인생의 즐거움을 느낄 수 있을 것이다.

이 책에서는 건강에 관한 모든 풍수를 설명했다. '8방위의 건강 파워'나 '길상의 침실로 만드는 방법' 등 실생활에 도움이 되는 것을 주로 실었지만, 무엇보다도 건강한 몸이 가장 중요하다. 건강한 몸의 깊은 곳에는 건전한 마음이 있고, 하늘에 감사하는 마음이 있으며, 여유 있는 머리가 있다.

하늘, 머리, 마음과 정신 그리고 육체의 균형이 인격을 형성한다. 만약 마음의 여유가 없어 불균형의 상태라면 몸이 아주 건강하다 할지라도 그 건강을 지킬 수 없다. 이 4가지의 균형이 정리되었을 때야말로 심신을 건전한 상태로 유지할 수 있는 것이다. 풍수로 균형 잡힌 생활을 보내면서 마음과 몸을 건강하게 하여 되고 싶은 자신으로 만들어 보자.

이 책을 읽어 주신 여러분께 진심으로 감사드린다. 반드시 행복이 여러분을 찾아올 것이다.

건강과 풍수
잘되는 집안은 현관부터 다르다

초판 1쇄 발행 | 2002년 3월 30일
초판 3쇄 발행 | 2003년 10월 15일

지은이 | 고바야시 사치아키
옮긴이 | 진준희
펴낸이 | 양동현

펴낸곳 | 도서출판 아카데미북
출판등록 | 제 13-493호
주소 | 서울시 성북구 동소문동 4가 124-2
대표전화 | 02)927-2345   팩시밀리 | 02)927-3199
이메일 | academybook@hanmail.net

ISBN | 89-87567-82-6 13570

잘못 만들어진 책은 바꾸어 드립니다.

DR. KOPA NO 21 SEIKI NO SHIAWASE O TSUKAMU KENKO FUSUI JUTSU by KOBAYASHI
Sachiaki Copyright © 2000 by KOBAYASHI Sachiaki
All rights reserved.
Originally published in Japan by JITSUGYO NO NIHON SHA, Tokyo.
Korean translation rights arranged with JITSUGYO NO NIHON SHA, Japan
through THE SEIKI AGENCY and ERIC YANG AGENCY.

Korean translation rights © 2002 by Academy Book

본 저작물의 한국어판 저작권은 에릭양 에이전시를 통한
THE SEIKI AGENCY와의 계약으로 아카데미북이 소유합니다.
저작권법에 의하여 한국 내에서 보호를 받는 저작물이므로
무단 전재와 무단 복제를 삼가하시기 바랍니다.

www.academypub.com